菠菜的N個吃法

徐淑芳◎著

營養師教你這樣吃菜

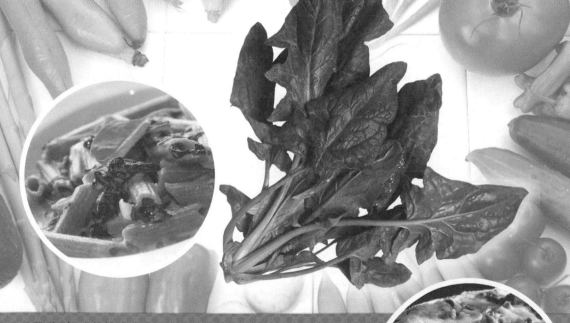

原書名：吃的學問從菠菜開始

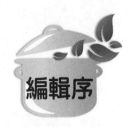

編輯序

　　看到書名，你可能會覺得奇怪：一本書專門寫菠菜？再普通不過的蔬菜，能寫出多少花樣呢？其實，菠菜的學問可大了，不論從哪個角度想，都大有文章。從歷史角度，菠菜原名「波斯菜」，647 年由波斯傳入唐朝，可謂是歷史悠久的外來菜；從人氣角度，1929 年動畫片《大力水手》的上映，讓菠菜一炮而紅，至今都受到全世界人民的青睞；從營養功效方面，菠菜也不甘落後：小孩斷乳期間可以多吃菠菜，孕婦懷孕時可吃菠菜補充葉酸，功課繁忙的學生可多吃菠菜保護視力，貧血病人可大量使用菠菜補血……；從傳奇色彩角度，菠菜更是蔬菜中的明星人物，「她」和乾隆、朱元璋、慈禧太后、拉丁天后珍妮佛‧羅培茲等名人都有過親密接觸。還有哪種蔬菜能和它媲美呢？

　　當然，是菠菜的這些魅力吸引了作者對它進行一探究竟。但這本書能夠和讀者見面，還要歸功於菠菜的另外一個重要特點：食用方法靈活

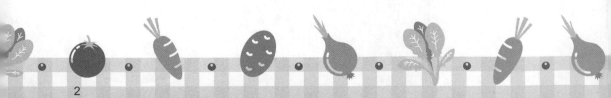

多樣。只要你廚藝過關，炒菜、熬粥、涼拌、煲湯、大雜燴，菠菜都能上陣。

　　經常聽到家庭主婦們抱怨：一到做飯就發愁，不知道該吃什麼。這本書就是她們的得力助手，有了它，做飯簡直就是信手拈來。書裡的菠菜食譜能保證飯桌上幾個月不重複。此外，菠菜還是百搭菜，與大部分食物（除了黃豆、黃瓜、韭菜）都能搭配，隨便你怎麼做都是一道菜。

　　本書最大的特點就是全面和實用。第一章簡要介紹了菠菜的外形、種類及選用方法。第二章的知識可幫讀者一目瞭然地獲取菠菜的食用價值，相信會受到愛美的女士和熱愛養生人士的喜歡。第三章的食譜以家常菜為主，涉及到的食譜多達 60 多種，是不是遠遠超乎了你的想像呢？食譜分類的精細和品種的齊全一定會讓你驚喜。無論你家裡有什麼食材，一定可以參考本書做出美味。這章的另一個特別處是：寶寶的菠菜食譜，愛心媽媽們可以參考這裡給孩子做奶油菠菜湯、奶香肉餡菠菜飯、

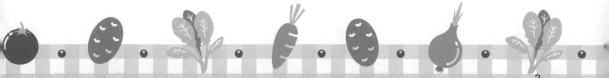

芝麻菠菜泥……相信再挑食的小孩也抗拒不了它們的美味！

後面的「當花樣遇上菠菜」更吸引人的目光，從這裡我們看到了不一樣的菠菜：異國風味的鮮奶燉烤菠菜盅，你從沒吃過的特色麵食孜然菠菜麵，爽口的菠菜燜羊肉，還有既新奇又令人胃口大開的菠菜炒雞蛋……

第四章中的「珍品私房菜」是飯店裡深受客人喜愛的菜種，如果能把這些菜擺上餐桌，家裡人一定會對你另眼相待。第五章交代了吃菠菜的禁忌，這有利於讀者更健康地食用菠菜。

跟著這本書，你將從一個吃菠菜的門外漢變為菠菜達人！原來，美味營養百變的食物就在我們身邊，只是你沒有發現。趕快跟著菠菜走入奇妙的營養健康美味之旅吧！

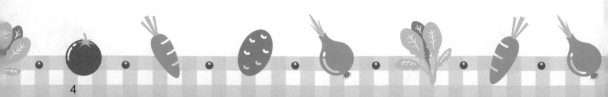

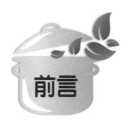

前言

做為一個營養學家，我不敢誇口自己對食物的瞭解多麼透徹，但對於日常食用的各種蔬菜，我還是有一定的造詣。朋友、鄰居經常會問我吃什麼最好，這個問題還真沒有答案，當然是什麼都吃才能營養全面了。如果你非要我給個答案：哪種蔬菜最經濟實惠、方便又健康？答案就是：菠菜。

不用懷疑，就是菠菜，每一家超市、每一個菜市場裡都可以找到的再普通不過的，一千多年前就已經出現在餐桌上的食物。你可千萬不能小瞧菠菜，在全世界它都享有美名。它是阿拉伯人口中的「菜中之王」，是「十大養顏美膚食物」之一，是「十四種可增壽的超級食物」之一，是美國科學家推薦的「男人每天必吃的八種食物」之首⋯⋯你是不是已經開始對菠菜刮目相看了呢？

吃菠菜的好處也絕對讓你震驚！它可以美容養顏、延緩衰老，可以

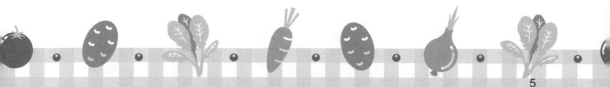

預防高血壓、糖尿病、便祕、嬰兒畸胎、白內障和各種癌症，可以利五臟活血脈，止煩渴助消化，可以治療口角炎，可以提高性能力……簡直數也數不清。

也許你會反駁了，你說的這些特點許多蔬菜都有，菠菜還有什麼特點嗎？其實，菠菜最吸引我的一個特點是它的百變形象，它可以和大多數食物搭配起來烹製出上百種菜餚。

我迫不及待地想把完整的菠菜食譜推薦給讀者。這至少有三點作用，首先會對「煮婦」們有幫助，照著這本書做菜，就能讓餐桌上有幾個月沒重複的菠菜料理；其次是對那些為了健康，看著油膩的、重口味的菜猶猶豫豫，看著清淡的菜又一直嘆氣搖頭的人，他們可以沒有任何後顧之憂地大快朵頤。因為人們都有這樣的觀念，想要健康就得放棄美食，這讓熱愛食物的人們多麼煎熬！這本書的目的就是要打破這個尷尬，讓美味和健康同在。試想，沒有任何顧慮地大口享受美食，這是不是人間

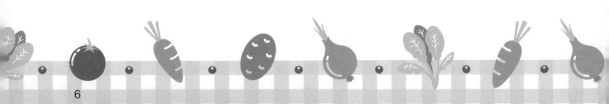

美事呢？再者也算是我研究食物這麼多年，對社會的一點貢獻。

　　想要讓自己廚藝驚人嗎？想要讓全家人吃到不一樣的菠菜嗎？趕快跟我們一起來瞭解菠菜的百變造型吧！看它如何藏身於米麵蔬果，與油鹽醬醋來一場美妙的接觸；看它如何千變萬化，遊走於葷素鮮淡之間，營造出各種不同的滋味。

　　有了這本書，你的餐桌從此再也不會單調。你會成為最令人豔羨的妙手魔術師，將最普通的食物點化成最動人的誘惑，在美食和健康之間自由遊走，一邊品嚐美味，一邊享受健康。

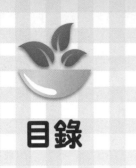

目錄

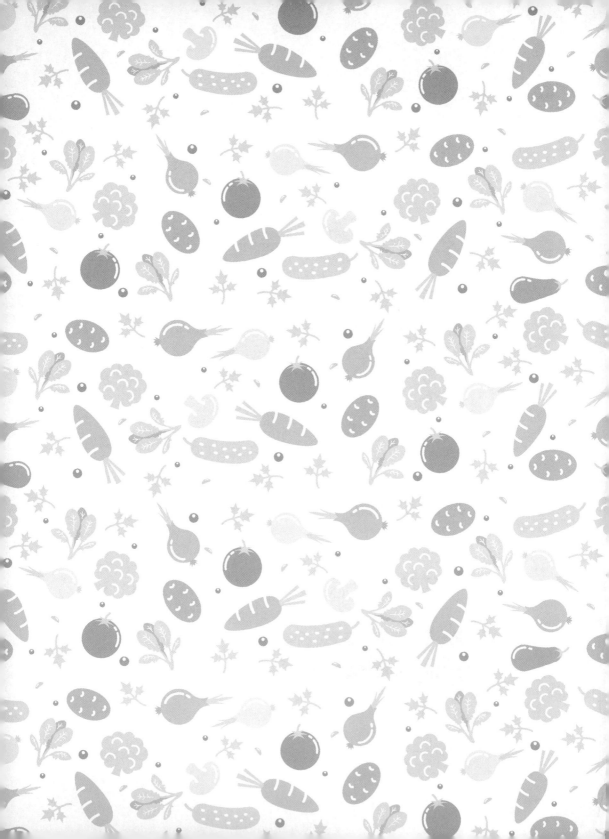

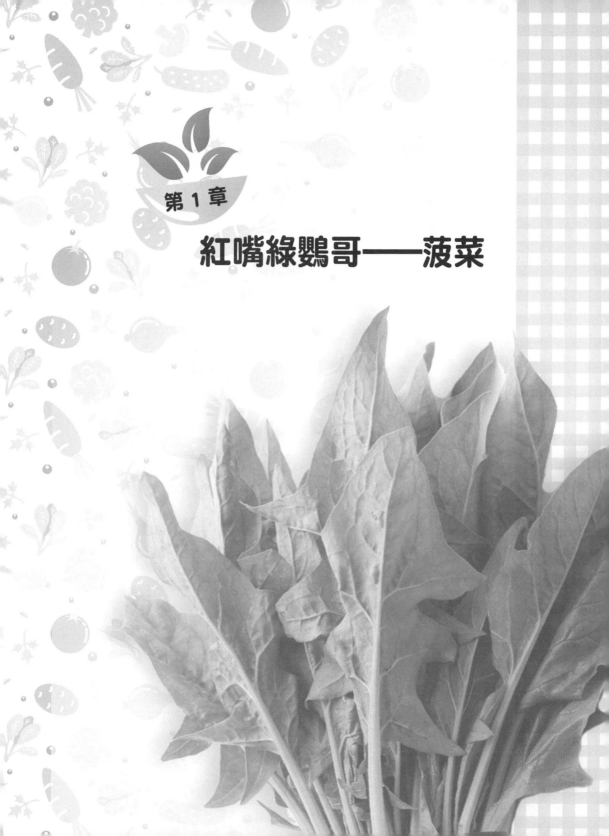

第 1 章

紅嘴綠鸚哥——菠菜

第一節
尼泊爾國王的「禮物」

菠菜原產於波斯（即現在的伊朗一帶），因此原來也被稱為「波斯菜」，又叫「菠菜」、「赤根菜」、「菠薐」、「紅根菜」、「飛龍菜」。兩千多年前，菠菜做為春天的主要蔬菜被波斯人大面積栽種。大約在西元 1000 年，摩爾人把這種蔬菜帶到歐洲西班牙，1568 年它

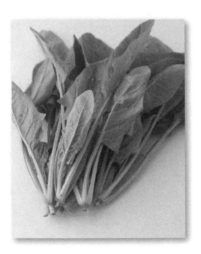

被傳到英國，十九世紀引入美國，並遍及北歐。中國屬於引進菠菜較早的國家之一，《新唐書‧西域傳》記載有：「尼婆羅（貞觀）二十年，一遣使人獻波棱、酢菜、渾提蔥。」《唐會要》也記載說：「太宗時波羅國獻波棱菜，類紅藍，實如蒺藜，火熟之能益食味。方士隱名為波斯草。」也就是說，早在西元 647 年，

尼泊爾國王那稜提婆就把菠菜做為禮物派專人送到了中國長安，從此，菠菜便在中國安家落戶了。

文獻中有這樣介紹菠菜：藜科類，一年生草本植物。根圓錐狀，帶紅色，少數為白色。莖直立，空心。葉在幼苗期，呈叢生或根生，質柔嫩；抽莖後，葉互生，具長柄，呈葉戟形或三角狀卵形。花單性，雌雄異株。雄花呈序穗狀或圓錐狀，花瓣通常為四片，顏色一般為黃綠色，含有四枚雄蕊，伸出於花被之外。雌花數朵簇生於葉腋。其果實可分為有刺種和無刺種兩類。菠菜的耐寒性強，適合在沙壤或黏壤土中生長。

現在，世界各國都普遍栽培菠菜，其栽種期比較長，秋、冬、春均可栽培，這樣對菠菜愛好者來說，也有很大的選購空間。蔬菜市場上的菠菜有兩種類型：一是小葉種，一是大葉種。不管什麼品種，都是葉柄短、根小色紅、葉色深綠的好。但如果是在冬季，葉色泛紅，表示經受霜凍鍛鍊，口感更為軟糯香甜。而且綠葉蔬菜是否新鮮，在很大程度上會影響它的味道和營養價值，因此要選擇葉片顏色深綠而有光澤，葉片尖充分舒展且份量充足的菠菜。同時，蔬菜的根部是否

新鮮也是需要注意的要點之一，如果葉片變黃、變黑、變軟、萎縮，莖桿受損，這樣的蔬菜最好不要買。

購買菠菜後要盡快食用，最好是在兩天之內食用，因為維生素 C 會隨著時間流失，所以最好將其以濕紙包好裝入塑膠袋，或用保鮮膜包好放在冰箱裡以保持新鮮。

小知識：

美國的營養學家布萊特博士在他的《超級食物》一書中給出了十四種可以增壽的「超級食物」：豆類、藍莓、椰菜、燕麥、柑橘、南瓜、鮭魚、黃豆、菠菜、茶、番茄、火雞、核桃、酸乳酪等。

第二節

菠菜大家族

　　菠菜的種子分為有刺種和無刺種兩大類。有刺種菠菜通稱「尖葉菠菜」，葉片狹小，葉端尖，葉柄長，耐寒性強，不耐熱；無刺種菠菜通稱「圓葉菠菜」，葉片寬大而呈圓形，葉柄短，耐熱性較強。就口感而言，尖葉菠菜更香甜，質地柔嫩，澀味少；圓葉菠菜則稍遜一籌。

　　菠菜做為營養豐富、藥用價值極高的蔬菜類，受到世界各地栽種者的極其關注，他們根據各地氣候的不同、土壤的差異、適宜的季節等情況研發栽培出了很多品種，受到消費者的青睞。

一、臺灣有機菠菜

　　目前臺灣所產菠菜品種主要有臺灣圓粒、臺灣角粒、巨豐、清風、

東方、霸王等種。一般常見菠菜葉片大，葉面平展，正面深綠色，背面灰綠色，葉肉肥厚，質嫩，少纖維，風味好，肉質根粉紅色。含有豐富的維生素 C、蛋白質、胡蘿蔔素，以及鐵、鈣、磷等礦物質。

二、中國大陸菠菜

　　主要較有名的菠菜品種有：諸城刺籽菠菜、昌邑圓葉菠菜、廣東圓葉菠菜……等，每品種有不同季節的栽培期，葉肉質柔嫩，有甜味，品質好。

三、日本大葉菠菜

　　由日本引進的品種。該品種葉片大、橢圓形、品質優良、產量高。適合春、秋及保護地栽培。

四、美國大圓葉菠菜

　　由美國引進。該品種葉片大，產量高，品質優良。適合春、秋栽培。

五、法國菠菜

　　由法國引進的品種。葉片大，品質優良。適合春、秋及保護地栽培。

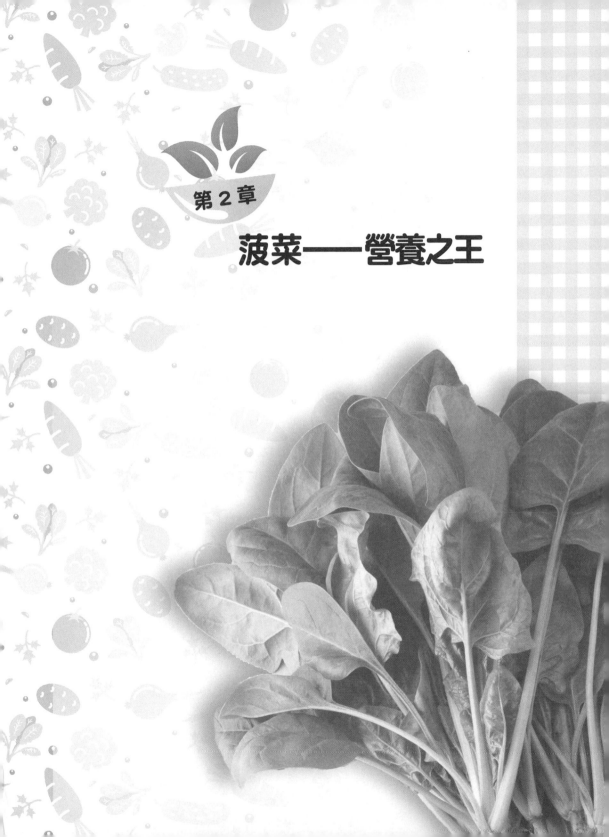

第 2 章

菠菜——營養之王

第一節

菠菜的「健康真經」

　　古阿拉伯人稱菠菜為「菜中之王」，在各種蔬菜中，數菠菜的身價最高，不僅因為它含有豐富的維生素、磷、鐵，還在於它養血、止血、潤燥、養眼的藥用價值。菠菜中的胡蘿蔔素、蛋白質、核黃素、鐵及磷等可以維護眼睛健康，保護視力；其豐富的蛋白質、醣類、胡蘿蔔素、維生素 A、B、C、D、K、鐵、鈣、磷、鉀、鎂、菸鹼酸、葉

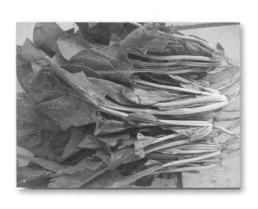

酸等有益成分可以提供多種營養成分；所含鐵質可以幫助治療貧血；含有的氟 - 生齊酚、6- 羥甲基蝶陡二酮及微量元素物質，能促進人體新陳代謝，降低中風危險。總之，從人們將菠菜廣泛應用於各類美食的行為中，對於菠

菜的營養價值和醫療功效我們可見一斑。

　　菠菜的營養豐富，含有多種維生素和礦物元素。尤其是維生素含量豐富，被譽為「維生素寶庫」，可用於治療因缺乏各種維生素而引起的疾病。此外菠菜還能增強身體抵抗力。關於菠菜的豐富營養含量特別列出下表：

100 克菠菜	所含元素量	備註
鐵	1.6 ～ 2.9 毫克	
膳食纖維	0.7 毫克	
鈣	27 毫克	
磷	63 毫克	
鐵	1.8 毫克	
菸鹼酸	0.6 毫克	
脂肪	0.3 毫克	
碳水化合物	4.3 毫克	
維生素 A	3 毫克	多於胡蘿蔔
維生素 C	31.4 毫克	是番茄的 3 倍
胡蘿蔔素	3 毫克	與胡蘿蔔含量相同
蛋白質	2.4 毫克	0.5 公斤菠菜相當於 2 顆雞蛋的蛋白質含量
維生素 B_1	0.06 毫克	約為空心菜的 5 倍
維生素 B_2	0.16 毫克	約為空心菜的 8 倍
註：菠菜的赤根中含有一般蔬果所缺乏的維生素 K，而且菠菜還富含酶。		

菠菜中所含鐵質，對缺鐵性貧血有較好的輔助治療作用，還能發揮補血和止血的功效，也可做為治療胃腸出血的輔助食品。

菠菜中的胡蘿蔔素在人體內會轉化成維生素 A，它不僅能降低視網膜退化的危險，還能增加預防傳染病的能力，促進兒童生長發育，增強疾病抵抗力。對常用電腦的人來說，經常食用菠菜是個極好的選擇。

維生素 B_1 的主要功效是能從食物中釋放出能量，身體缺少它時，會感到莫名其妙的疲憊、呼吸困難、食慾不振。維生素 B_2 在醣類、蛋白質及脂肪的利用及黏膜的維護中扮演著重要的角色，缺少它會出現嘴唇兩端潰爛、口腔炎、齒炎、舌炎潰瘍等現象，還會引起脂肪積存，無法代謝，導致肥胖。長期服用菠菜就可以補充維生素 B_1 和 B_2，防止以上症狀出現，讓你擁有一個健康的好身體。

維生素 E 是一種抗氧化劑，也被稱為「青春還原營養劑」，菠菜中豐富的維生素 E 能阻止身體內部氧化過程，使人健康長壽。缺乏維生素 E 會對性功能產生影響。

蛋白質約佔人體體重的 1/5，指甲、頭髮、皮膚、肌肉、血液、組織及骨骼皆由蛋白質構成。唯有不斷補充好的蛋白質，才能維持每個

細胞的正常功能與良好的新陳代謝。凡是指甲易斷易碎，頭髮分叉、斷裂、無光澤、無彈性等現象，都與缺乏蛋白質有關。菠菜中含有大量的蛋白質，可滿足身體對蛋白質的需求，讓人看起來健康、精力旺盛。

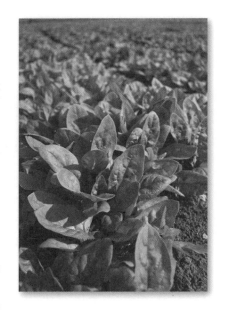

曾有專家對老鼠做了這樣的實驗：歷時八個月，每天讓老鼠吃一定量的菠菜。結果證明，多吃菠菜可延緩記憶力的衰退。

菠菜中的葉酸則可防止胎兒先天缺陷，並預防某些癌症和心臟病。

一、養顏美膚的首選食材

菠菜中所含氟 - 生齊酚、6- 羥甲基蝶啶二酮及微量元素物質，能促進人體新陳代謝，增進身體健康。菠菜中的提取物具有促進細胞增殖培養的功效，能抗衰，增強青春活力。而菠菜中富含的鐵質，能夠強化身體的造血功能，對敏感性皮膚有著很好的鎮定和保護作用。

民間有個偏方，把菠菜搗爛取汁，每週洗臉數次，持續一段時間之後，可清潔皮膚毛孔，減少皺紋及色素斑，保持皮膚光潔。國外抗氧化測試也說明，女性吃 30 克的新鮮生菠菜，勝於吃 1.25 克的維生素 C 和喝 270 克紅葡萄酒，故菠菜被推崇為「十大養顏美膚食物」之一。

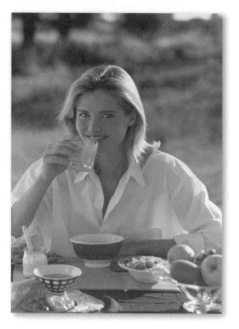

小雪的菠菜美容秘密

下班的時候，小雪神祕地對在櫃檯工作的菜菜說：四季發財。

菜菜笑著回應：波黑戰爭。

公司的美眉們大惑不解，這兩個小女人是在玩什麼把戲啊？第二天一上班，大家就纏著兩人，軟硬兼施，逼她們說出真相。兩人終於告訴大家，其實這就是兩道美顏的菜，是小雪不久前才向一位營養學家偷師而來的。

「四季發財」就是菠菜、紫甘藍、白菜梗、胡蘿蔔切絲涼拌。白菜、紫甘藍、胡蘿蔔跟菠菜一樣具去火、治便祕、解酒、防衰老、抗氧化功效，將上述四種蔬菜合在一起涼拌，內部的養分不僅會被人體很好地吸收，而且又具將多餘脂肪排出體外的功效。

「波黑戰爭」就是黑木耳炒菠菜。黑木耳有降血脂、降低膽固醇、恢復血管彈性、預防心肌梗塞等功效，最重要的還在於菠菜、黑木耳具減肥效用。這對愛吃甜食又不喜歡運動的小雪來說，簡直如獲家珍。

聽到這些，女孩們有些不相信，不過是普通到不能再普通的菠菜嘛，真的有這麼好的效果嗎？小雪笑了，很內行地對大家說，為什麼選擇市面上到處可見的菠菜為養顏法寶呢？原因有這麼幾個方面：

現在營養學家已測定出菠菜的含鐵量為每 100 克含鐵 1.6 ~ 2.9 毫克，在蔬菜中名列前茅。所以，常吃菠菜令人臉色紅潤，光采照人，不患缺鐵性貧血。而且每 100 克菠菜含蛋白質 2.4 毫克（0.5 公斤菠菜相當於兩顆雞蛋的蛋白質含量）、維生素 A3 毫克（比胡蘿蔔多）、

B_1 0.06 毫克、B_2 0.16 毫克、C 31.4 毫克（為番茄的三倍）。

　　人體要在日常生活中攝取充足的蛋白質，才能維持健康穩定的生長發育，保持氣血旺盛，精力充沛。進一步而言，皮膚的潔白光滑、雙眼的明亮、髮色的烏黑油亮乃至唇色的健康自然，這些都離不開體內充足的維生素 A、B、C，而菠菜正是富含多種維生素的蔬菜。而且菠菜赤根中還含有普通蔬果中所沒有的維生素 K，有助於防治皮膚、內臟的出血傾向。

　　頓了一頓，小雪繼續說道：「從中醫上來講，中醫都認為菠菜屬於性甘涼之物，可以養血、止血、斂陰、潤燥，它可以幫助排出人體內的熱毒，調理人的內在循環，此外菠菜中的酶還能刺激腸胃、胰腺的分泌，既可以幫助消化，又能滋潤腸道，有利於大便順利排出體外，避免大便毒素吸入血液循環而影響面容，使全身皮膚顯得紅潤、光澤。其富含的葉酸和鐵能夠促進紅血球的合成，提高血攜氧量，從而加快血液循環，防止皮膚的老化。」

　　「前一段時間因為工作太忙，都沒有好好地休息休息，再加上正好碰到生

理期，我的皮膚上出現了好多小痘痘，可是為了上班又不能不化妝，弄得臉上的痘痘是越來越嚴重了，小雪看到了，就偷偷告訴我這個祕方，我試不到一個星期，臉上的痘痘就消了。你們看，現在我不只不長痘痘，連皮膚也光滑了好多呢！」菜菜一邊說，一邊側過臉來讓大家看，果然，不但一顆痘痘也看不到，皮膚摸起來還又滑又細的，看得大家尖叫不已。

美眉們這下可不依了，都責怪小雪沒有早點把這麼好的祕方告訴她們。小雪趕緊說：「好啦好啦，現在妳們都知道了，不過我還有幾點要交代妳們的，記好啦。菠菜所含的草酸很多，草酸和鈣質混合了會形成草酸鈣，影響鈣質的吸收，所以在食用之前，可以先用開水燙一下，這樣可以減少草酸鈣；還有菠菜性滑，便祕的人吃了很好，但是腸胃虛寒、腹瀉的人還是少吃為好；菠菜要現洗、現切、現吃，不要去根，不要煮爛，這樣它裡面的維生素Ｃ和鐵、鈣才不會流失。」

從那天開始，美眉們都成為了菠菜的忠實擁護者，每天都會買大把的菠菜回去吃，沒多久，女孩們的皮膚越來越好，笑容也越來越甜。後來，這個消息被男士們知道了，那些從來不屑於美容的男士們也開始鑽研起菠菜養生祕方起來，而且只要是嘗試過的人都承認，菠菜確實有著神奇的功效。

二、抗氧化、延緩衰老

　　菠菜中維生素 E 含量很多，維生素 E 是一種抗氧化劑，能阻止身體內氧化過程，益於長壽。菠菜中的葉黃素可以增強皮膚的抗氧化能力，延緩皮膚衰老。最近美國波士頓人類老年營養研究中心的一名教授，在給八名老年婦女飲用草莓與菠菜的提取液後，發現它們中都具有「強力抗氧化活性效果」，可使她們身體的抗氧化能力提高 20%，這相當於攝取了 1250 毫克的維生素 C。而且，菠菜不光可以用來食用，如果拿菠菜汁來塗抹皮膚，效果也一樣的好。順便說一句，菠菜不僅能防止皮膚的衰老，其中富含的葉酸還能防止大腦的衰老，增強記憶力。

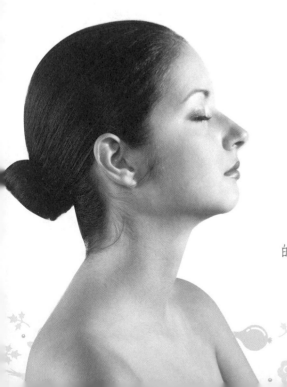

青青的美容秘方

　　在公司裡，青青一直是最受歡迎的女孩子，因為她總是有著無窮的美容法寶告訴大家。這些法子既簡單又方便，材料都是生活中唾手可得的東西，價格也很便宜，效果又很好，

弄得辦公室裡的美眉總是圍著青青，向她打聽有沒有什麼新的美容妙方。

這天，青青又在辦公室裡向大家宣傳新的美容法寶了，這次，她提供的美容大法是一樣很常見的蔬菜——菠菜。美眉們立刻七嘴八舌地討論起來了：「菠菜，菠菜不就是一種菜嗎？能這麼有用嗎？」「我也經常吃菠菜，可是好像沒什麼感覺啊！」

青青笑了，她認真地告訴大家說：「這可是我媽媽的保留祕方之一啊！至於為什麼，我媽媽上次說了一大堆，我也記不清楚。」同事都知道青青的母親是個專業美容師，青青那一大堆取之不盡的方法，也多半是從她母親那兒來的，既然是專業人士的建議，那應該是有用的吧！只是大家還是不清楚，菠菜到底有什麼用。

看到大家的樣子，青青乾脆地說：「要是想知道為什麼，乾脆直接去問我媽媽吧！反正週末她都在家休息。」其實大家早就想拜訪青青的媽媽，近身偷師一些美容絕招，因此聽到這裡時，五、六個女孩子立刻回應要求參加了。

週末，女孩子們一起來到了青青家。一打開門，這些女孩子就開始尖叫起來，為什麼呢？因為她們看到了青青的媽媽。伯母看起來實

在是太年輕了，皮膚白皙透明，而且一點點的皺紋都看不到，眼角根本看不到魚尾紋，小鈴還特別認真地看了阿姨的脖子，脖子上也找不到一點點的皺紋。

女孩子們也顧不得客套，立刻圍著青青媽媽問了起來：「阿姨，妳是怎麼保養的啊？好年輕噢！」「阿姨，妳太厲害了，看起來就和青青一樣年紀呢！」

青青的媽媽笑了：「妳們不是來問菠菜的好處的嗎？菠菜有個最大的好處，就是延緩衰老啊！」

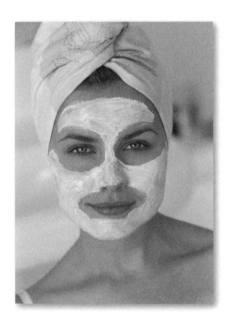

「要想有年輕健康的皮膚，內養和外調都是必不可少的，良好的睡眠、健康的心態是根本，不過選擇正確的護膚品和食物，都能發揮很好的效果。」

「不要等到皮膚出現皺紋了，再去用那些化妝品。女孩子的防衰老保養，應該從今天開始。選擇天然的保養方法，等妳們到了我這個年紀，就

能夠看到成效了。我以前告訴妳們很多的美容祕方，不過說到防止衰老，最好的就是菠菜了。專家們已經把菠菜列為抗衰老的首選食物了，它所含的含氟‐生齊酚、6‐羥甲基蝶陡二酮及微量元素物質，都是促進新陳代謝的必需成分。菠菜含有大量的抗氧化劑，能夠吸收有害的自由基，而且菠菜提取物還具有促進培養細胞增殖的作用。它富含膳食纖維，可以幫助大腸蠕動，維持生理循環，這些都是防止皮膚衰老的必備條件。何況，拋開專業的分析不提，就以純天然綠色食品的角度來說，菠菜也是不二之選，它和大多數的食物都可以搭配，而且有各自不同的功效。總之，是有百益而無一害。如果妳們真的希望五十歲的時候，還有現在的皮膚的話，那麼就從現在開始經常食用菠菜，健康、美容一起來。」

從青青家出來後，幾個女孩子們直奔超市，幹什麼呢？趕緊買菠菜去呀！

小知識：

菠菜被推崇為養顏佳品，與蘋果、胡蘿蔔、脫脂牛奶、小雞、麥芽油、柳丁、貝類、鮪魚和白開水，同列為「十大養顏美膚食物」。

第二節

菠菜是「食療大師」

　　做為一種物美價廉、營養豐富的普遍性植物，菠菜除了在養生方面具有多種功效之外，還具有清熱解毒的藥用功效，讓我們在享受美味的同時，還可以用來醫治一些簡單的病症，免除一些沒必要的醫療痛苦。

　　菠菜的醫藥價值很早就見諸於中國醫學古書了，並受到了醫學人士推崇，如《本草綱目》中記載：「菠菜通血脈，可胸隔，下氣調中，止渴潤燥，根尤良。」；《陸川本草》中提到菠菜可以「人血分，生血，活血，止血，去瘀，治衄血，腸

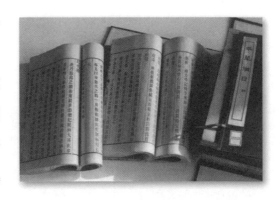

出血，壞血症⋯⋯」；《食療本草》說它「利五臟，通胃腸熱，解酒毒。服丹石人食之佳。」；《隨息居飲食譜》也說「菠菜，開胸隔，通腸胃，潤燥活血，大便澀滯及患痔瘡人宜食之。」可見，菠菜的醫療價值很早就被中國人所意識到。具體來說，菠菜的藥用價值有以下幾種：

一、讓你在「方便」的時候更方便

便祕是現代人的一種常見疾病，尤多見於老年人，因為現代人的食物愈加精細，缺少纖維素對腸道的刺激，再加上缺乏運動等種種不良生活習慣，導致便祕的人越來越多。很多人熱衷於選擇輕度瀉藥來緩解便祕，這實際上是一種很不健康的行為。而選擇食物來調理腸胃，不失為一種聰明的選擇，菠菜更是其中的優質之選。

《儒門事親》說：「凡人久病大便澀滯不通及痔漏之人，宜常食菠菜、葵菜之類，滑以養竅，自然通利。」菠菜的性質偏於寒涼，且含有大量的植物粗纖維，對胃和胰腺的分泌功能有一定促進作用，提高胃、腸、胰腺的分泌功能，增進食慾，滋陰潤燥，幫助消化，而老人多患便祕，菠菜則特別適合老人食用。

葛老先生從年輕時起就被便祕困擾，年輕時工作忙碌，常常熬夜，

有時候就算有了便意，卻沒有時間去廁所，這樣拖來拖去，經常兩三天都不能大便。後來年歲漸長，大便更是艱難，往往一個禮拜才能夠大便一次，而且每次都非常艱難，有時候用力過猛，更覺得頭暈眼花，高血壓都上來了。無可奈何之下，只好靠瀉藥助力，但是每每一用藥，便要腹瀉數次，一旦停藥，便祕又接踵而至，這樣一來二去，弄得葛老先生視之如畏途，結果便祕是越來越嚴重了。

為了治這個便祕，葛老先生全家不知道試了多少種方法。人家說早起喝一杯鹽開水可以治便祕，葛老先生忙著試試，可惜起初頭兩天還不錯，後來就老調重彈了；後來人家又說每天揉肚子一百下可以幫助通便，葛老先生乾脆每天揉上三百下，可惜一點反應也沒有；女兒到處打聽，為他買來了中醫的通便湯，但其他人都說好的東西，到了葛老先生這裡，還是無處著力，百無一用。

這樣折騰來折騰去，倒是把葛老先生治好便祕的心給折騰沒了，事到如今，葛老先生也看開了。可是沒過多久，這天女兒下班回來後，就告訴父親說：「爸，人家又給我介紹了一個方法，我給您試試？」

葛老先生連連搖頭：「那些什麼所謂的方法我可不試了，我這把老骨頭，可不願意再折騰了。」

女兒笑了：「爸，這次可不一樣，這次的方法不是藥，是一道菜，這東西又好做又健康，只不過這道菜平常您就不愛吃，現在這種情況，您要不要試試？」

聽到這裡，葛老先生有些心動了，一日三餐反正都是要吃飯，試試也無妨。接過女兒遞過來的紙條，上面寫著一道很簡單的家常菜：豬血菠菜湯。這兩樣東西葛老先生倒真是吃的不多，但吃這個就夠了嗎？儘管半信半疑，為了不辜負女兒的一片心意，葛老先生還是打算試試。

菜單是這樣的：

食材：豬血 200 克，菠菜 250 克，水 500 毫升，調味料適量。

製法：

1. 豬血洗淨切成塊，菠菜洗淨切成小段。
2. 水燒開後放入豬血和適量油、鹽，再燒開後放入菠菜煮熟，加入調味料即可。

原理：菠菜養血止血、清熱、潤燥；豬血與菠菜配用，補而兼通，體虛及老人便祕，最宜食用。豬血味鹹、性平，有軟化大腸中燥便使其易於排出體外的作用。所以豬血菠菜湯具有潤腸通便、清熱、潤燥、

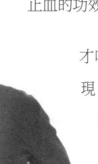

止血的功效。

才吃了沒兩天，葛老先生就驚喜地發現，自己又有了便意，雖然還不是很通暢，但比起過往的艱難，倒是好了不少。吃了四天，已經可以很輕鬆地排便了。從此，葛老先生再也沒有便祕了，而這個菠菜豬血湯，也就成了葛老先生的日常良伴，要是碰到同樣被便祕困擾的人，還會忙不迭地向人家推薦呢！

二、血糖不再是你「甜蜜」的憂傷

糖尿病是二十一世紀的流行病，是繼心血管病和癌症之後的第三大疾病，是胰島 β 細胞破壞導致胰島素絕對缺乏所致。糖尿病的病因，除遺傳因素外，跟生活方式密切相關：飲食不良、缺乏運動、吸菸等，專家認為飲食不合理是導致糖尿病的關鍵。不過糖尿病可以根據早期症狀來預防，比如多吃水果、蔬菜、多運動等。在眾多蔬菜中，菠菜營養元素豐富，並具藥材功效，而且菠菜中含有一種與胰島素作

用類似的物質，所以糖尿病病人多吃菠菜，有利於血糖的穩定和多種併發症的預防。

這是日本一位百歲老人菜菜子講述她和她的同性戀人沃爾波在中國的食療故事：

沃爾波和我一樣是典型的日本沖繩（沖繩為長壽的世界紀錄之島）超百歲老人（105歲），她在這個年紀和我一樣充滿著活力和熱情，不過我沒她那麼美麗和幸運，現在的她依然擁有光滑的皮膚和柔軟的身體，看起來「非常年輕」，殊不知，早年的她卻是一名糖尿病患者。

年輕時，她是沖繩最有名的藝妓，能歌善舞。在她光輝的年歲裡，所接觸的全是達官貴人，觥籌交錯於誘人的食物、名貴的葡萄酒、華麗的衣裳之間。做為她最好的朋友兼情人，榮耀的同時，我也為她的健康捏一把汗，要知道這些高脂肪、高熱量、高糖分的東西，往往是絢爛生命背後最沉重的悶頭一

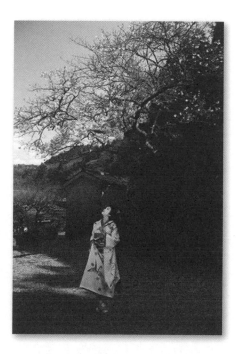

棒。

不言而喻，糖尿病在她生命的早期不期而至，華麗光潔的皮膚不再，取而代之的是萎縮的皮膚、瘋狂增長的斑點，和一天天蒼白的臉色。她四肢乏力，眼神呆板，食慾猛增卻經常喊餓，我們找了沖繩最有名的醫生為她醫治，可是她的病症依舊有增無減，最後那位老醫生無奈地說：回家好好調節飲食吧！

看著鏡中一天天憔悴的自己，她開始自暴自棄，更可怕的是她從華麗的藝妓館中被趕了出來，那種從天堂一下掉到地獄的絕望，讓她徹底失去了生活的勇氣。

我看在眼裡，急在心中，到處求偏方，希冀能有一種方法來醫治好她。後來我聽說中國的民間醫術很高明，便說服沃爾波拿著一點微薄的積蓄來中國治療。我們找到了一名老中醫求他醫治。那個時候，因為我國納粹軍對中國人的殘忍行徑，使他們對我們深惡痛絕，老中醫也不例外，他不曾正眼看過我們一次，但我們懷著三顧茅廬的精神，一次又一次地拜訪他，請求他為沃爾波醫治，也許他本著救人之道或者實在不忍我們的煩擾，最終同意為沃爾波醫治。

那時沃爾波已經開始患有手足發麻、感覺不靈、腹瀉、便祕、皮

膚反覆發生癤腫、泌尿系統感染、原因不明的下肢浮腫、蛋白尿、夜尿量增多等多種症狀。老中醫從她的飲食著手醫治，他禁止沃爾波食用米、麵、肉、菸、酒、糖，不讓她靠近煙霧。他配製的食譜，我至今仍記憶猶新，這也是我們至今仍健康長壽的祕訣之一。

早餐：碎菠菜拌蜂蜜 40 克，兌水服用。

午餐：菠菜、蘿蔔葉、胡蘿蔔葉共 300g。

根類：菠菜根 150g、蘿蔔泥 l00g、胡蘿蔔泥 100g。

果類：檸檬 25 ～ 30g。

食鹽：2 ～ 3g。

他讓我將這些東西混合在一起，煮成湯後讓沃爾波服用。晚餐與午餐配方及配量相同。如此經過一個星期後，沃爾波的便祕症和多尿症便有了改善。

三個月後，沃爾波 180 的高血壓降低到了 120，精神也明顯比以前好了很多，她開始願意下床並讓我陪她出去散步。老中醫曾說過，多運動也有助於糖尿病的醫治。看到她這個樣子我非常高興。

連續服用了半年後，沃爾波竟奇蹟般好了起來。我們把中國當成聖地，將老中醫當成聖醫來看待，我們都覺得中國太神奇了，並決定留在那裡生活。我們在中國一住十幾年，後來因我軍戰敗，我們被遣

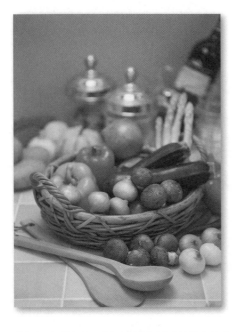

送回國。但老中醫的這一食療法被我們帶回了沖繩，當地的人們積極效仿，並把它當成長生訣來崇拜。

隨著時間的推移，雖然他們的飲食在此方的基礎上夾雜了很多其他物質，但都以素食和蔬菜為重，尤其青睞菠菜。

現在沃爾波已經 105 歲了，但她依然健康，她的視力也非常好，很多人根本不相信她曾得過糖尿病。雖然我們仍然住在一起，但她非常獨立、能幹，不需要任何幫忙，就可以完成所有的家務事，只要天氣允許，我們都會出去散步。她也喜歡拜訪朋友和親戚，每月參加兩次當地老年人的聚會。我和沃爾波雖都年已古稀，但我們一直樂觀豁達，並相信，在這個年紀，我們之所以長壽除了彼此相惜帶來的開心外，最主要的原因是我們有長生祕訣：吃健康的蔬菜，保持活躍身心。

現在我們的餐點，主要由數量充足的家種菠菜和本地捕撈魚類為主，每餐也吃些蘆薈，但我們從不吃垃圾食品和甜食。

三、給你一個「不上火」的生活

　　熱毒病症也是現代人常有的一種毛病，常會導致高熱煩擾、口燥咽乾、紅腫熱痛等，特別是在炎熱的夏日，人們特別容易四肢沉重，脾胃不和，令身體產生過敏反應，而菠菜正是清熱解讀的一劑良藥。具體來說，菠菜能解酒毒、熱毒，因為菠菜性味甘涼，且毒與熱都由胃腸而始，故用菠菜入胃清解，能使毒與熱盡從腸胃而出。另外菠菜對衄血、便血、壞血病、消渴、大便澀滯、高血壓、腸結核、痔瘡等病有一定療效，並能促進胰腺分泌，幫助消化。

　　這年的秋天似乎特別的熱，空氣中一絲水分也沒有，也許就因為這個，金大夫的中醫診所中，因為咽喉腫痛來看病的病人特別多。

　　剛送走一個咽喉腫痛的病人，金大夫就聽到了一陣：「咳！咳……」的劇烈咳嗽，伴隨著這急促的咳嗽聲，一位大約六十多歲的老人緩緩走進了診室。老人家已經咳得滿臉通紅，上氣不接下氣，話也說不出來了。

　　金大夫連忙請老人家坐下，為他做了身體檢查和必要的輔助

檢查，檢查發現，老人家並非感染，也不是有什麼肺部疾病，只不過是因為秋季天氣乾燥導致了呼吸道不適而已。

金大夫笑著對老人家說：「老人家，您的病沒什麼大問題，只是因為最近天氣太乾燥了，肺燥傷陰，體內有熱毒未散，所以才會不斷乾咳。您這個病不用吃藥，我給您開個食譜，您就按這個食譜吃個幾天，我保證您的毛病馬上就好了。」

「不用吃藥就好了？」老大爺睜大了眼睛，一副不可置信的表情，隨之又是一陣劇烈地咳嗽。「我都咳成這樣了，您還是給我開點藥吧！吃藥好得快，再拖下去，我這把老骨頭可受不了啊！」

「老人家，是藥三分毒，中藥服多了也不好，不是逼不得已，您也不想吃藥吧！先試試我這個方法，過幾天您就知道啦！」

老大爺半信半疑，接過了金大夫給他寫下的方子：

牛奶 750 毫升，菠菜 750 克，馬鈴薯 250 克，蔥白 150 克，奶油 50 克，雞湯 1500 毫升，食鹽 2 克，胡椒粉 1 克，香葉 2 片。

蔥白切碎；馬鈴薯切片；雞湯和牛奶分別煮沸備用；菠菜用開水燙熟後剁成泥。

然後在燉鍋內放入奶油燒熱，加入蔥白、香葉燜 2 分鐘，再加入食鹽、胡椒粉調勻後，倒入菠菜泥、雞湯、牛奶、馬鈴薯煮熟即可。

佐餐趁熱食用，每天 1 ～ 3 次，每次吃 150 ～ 200 毫升。

「這個叫牛奶菠菜馬鈴薯湯，功效很不錯的。」老大爺疑惑地看著單子，最終將它收了起來。

沒過幾天，老大爺又來了，這次老人家可是聲如洪鐘，他笑呵呵地對金大夫說：「這湯綠如翡翠，味道鮮美，奶香濃郁，喝了沒幾天我的咳嗽就減輕了好多，現在已經徹底沒事了。這湯為什麼會如此神奇，不用打針吃藥就治好了我啊？」

金大夫告訴老大爺：「這湯出自金朝的《四季養生保健食療湯》，書中記載，它可以養陰潤肺、潤腸通便，主治秋季肺燥傷陰所致的皮膚乾燥、乾咳少痰、咽喉癢痛、食慾不振、口淡無味、便祕和痔瘡等；也可用於肺癆所致的乾咳、胸痛、舌紅少津……等。要治您的小小咳嗽，豈不是輕而易舉。」

四、向口角炎說 NO

口角炎俗稱爛嘴。產生口角炎的病因主要有兩種，一種是維生素 B_2 缺乏症，即由於缺乏營養素引起的。另一種是由於感染引起的，也叫傳染性口炎，病原可以是鏈球菌也可以是黴菌。而菠菜中含有較多的維生素 B_1 和 B_2，常食菠菜有預防口角炎的作用。

這是中國大陸電視臺的一天，大家都為錄製節目忙得不可開交，今天的美食節目請來的是健康美食專家畢士傑，這位專家十分忙，節目製作人花費了九牛二虎之力，登門好多次才請到他，因此格外看重今天的節目。

主播糖糖走進了辦公室，奇怪的是，她戴著大大的口罩，幾乎遮住了大半張臉，主任一看到她，馬上催促道：「怎麼現在才來啊！快點準備準備，該進攝影棚了。」

「不行了，今天沒辦法進直播室了。」

糖糖摘了口罩，大家都忍不住尖叫了一聲，天啦，紫紅色的藥水將糖糖整個嘴巴圈成了 O 型，慘不忍睹。這一下簡直是給主任當頭一棒，要知道畢士傑可是很難請到的啊！而且一時半會兒也找不到可以

替代糖糖的主持人，現在這樣，豈不是搬起石頭砸自己的腳了。

正在大家一籌莫展的時候，節目製作小組的小輝想到了一個好辦法。他如此這般的一說，大家一聽，都覺得不錯，於是，這期的節目如期舉行了，而且主題就是：如何防止口角炎。

畢士傑教授果然沒有讓大家失望，他很詳細地指出了口角炎發生的原因，並且提供了非常實用的治療方法，那就是菠菜。

口角炎是缺乏維生素 B_2 或因細菌感染引起的傳染性口病症。主要症狀（就像主持人糖糖這樣）是兩側口角均呈灰白色，顯得濕乎乎的，這是唾液浸漬的結果。

口角的皮膚上有一些橫行的淺皸裂。皸裂區的滲液可以結成薄而不結實的淺黃色的痂。張口時就會使痂裂開而引起出血，並造成疼痛及說話困難，結痂與裂開交替，是造成口角炎拖延不癒的原因。所以即時預防和正確醫治是關鍵。

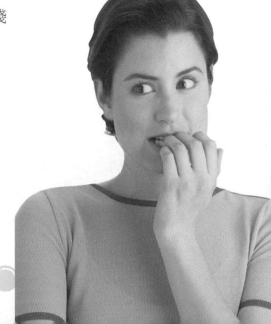

得了口角炎，可得對症處理。如果是缺乏維生素 B_2，會引發舌炎，有灼痛及刺痛之感，最後腫大為紫紅色，表面光滑，形似牛肉，又叫牛肉舌，有時還伴有唇炎及陰囊炎。直接吃維生素 B_2 或塗紫藥水等方法都不是明智之舉。

健康的做法是飲食中攝取維生素 B_2。菠菜富含 B_2，又是富含多種礦物質的綠色植物，不僅營養而且能迅速補給身體所需的微量元素。

製作方法是：選新鮮菠菜 50 克（洗淨用開水焯一下，瀝乾水，切段），新鮮蘑菇兩朵，海帶 50 克煮湯，一日服三次。

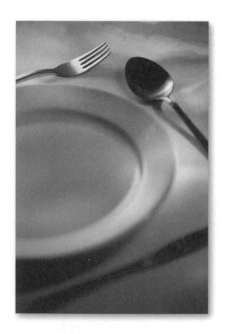

畢士傑教授還交代，得了口角炎千萬不要舔口角，更不要塗紫藥水，因為紫藥水使口角更加乾燥，易發生裂口，可以塗些軟膏類，如金黴素、魚肝油，或者將毛巾一角浸泡在焯過菠菜的開水中熱敷，這樣不僅可抗感染而且有促進上皮細胞生長的作用。

錄完節目，糖糖回家趕緊如法炮製，幾天後，她的口角炎竟然消失了，

又恢復了平日裡的美麗狀態。

五、好孕才好運

畸胎都屬先天性發育畸形現象。母親子宮的環境，會對胎兒的健康產生永久的影響。通俗地說，如果胎兒從母親體內吸收的營養不足，那麼其體細胞便會養成「節約使用這些營養」的習慣，而且這種習慣將會根深柢固，哪怕是成年之後也難以改變。所以嬰兒在母體時，就要進行健康所需的各種營養的補給。

脊椎畸形嬰兒的產生原因，在於孕婦的營養不良或補給不當，導致妊娠初期形成神經和腦的管狀組織未能正常發育，而細胞分裂和成熟，與母體所含葉酸的多少有直接的關係。葉酸參與人體新陳代謝的全部過程，是合成人體重要物質 DNA 的必需維生素。它的缺乏，除了可能導致胎兒神經管畸形外，還可使眼、口唇、齶、胃腸道、心血管、腎、骨骼等器官的畸形率增加。

一般醫生都會強調懷孕前葉酸的服用量，目的是使婦女體內的葉酸維持在一定的水準，以保持胚胎早期有一個較好的葉酸營養狀態。要注意的是，婦女在服用葉酸後要經過四週的時間，體內葉酸缺乏的

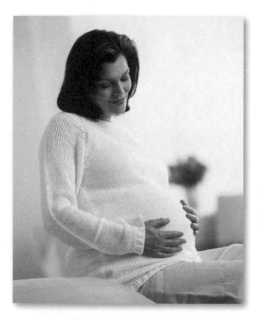

狀態才能得以糾正，這樣在懷孕早期胎兒神經管形成的敏感期中，足夠的葉酸才能滿足神經系統發育的需要，而且要在懷孕後的前三個月敏感期中持續服用，才能發揮最好的預防效果。而菠菜中恰好含有豐富的葉酸，孕婦多吃菠菜，有利於胎兒大腦神經的發育，防止畸胎。

芹芹結婚已經好幾年了，但始終都無法懷孕。為了這件事，她和丈夫到處求醫問藥，不知道找了多少治療不孕不育的醫院；她的婆婆更是逢廟必拜，求籤卜卦，禱告神靈，結果，就在大家都開始絕望的時候，芹芹突然就懷孕了。

這個突如其來的喜訊讓全家大喜過望，如珍似寶地呵護著芹芹。緊接著，各種孕期檢查便被安排在行程上：每次的產檢除了做超音波檢查外，12 週有血液常規檢查，德國麻疹抗體檢查、梅毒檢查、海洋性貧血篩檢外，還有做脊髓性肌肉萎縮症篩檢，15～20 週做母血唐氏症篩查（其中 16～22 週高齡產婦需做羊膜穿刺等），24～28 週

妊娠糖尿病篩檢，28 ～ 32 週抽血檢驗 B 型肝炎、梅毒檢查，35 ～ 37 週做乙型鏈球菌篩檢……等。

但在大家還沒來得及好好開心一番的時候，壞消息卻接踵而至。在芹芹懷孕三個月後，她被診斷出患得支氣管擴張症，並有反覆感染、咯血的症狀。醫生勸她中止妊娠，及早做人工流產手術，其理由是認為用藥治療支氣管擴張感染，有可能造成胎兒畸形。

但是，芹芹和家人如何捨得放棄這個得之不易的孩子，他們都不同意「打胎」，為此，芹芹決定放棄治療。

結果，由於怕用藥致畸胎，不敢用藥治療，芹芹經常反覆咯血、發熱、咳大量膿痰，體重日漸減輕。後經一家大醫院診斷，並選用了適當的藥物控制其支氣管擴張感染，咯血才停止。但因為前段時間的煎熬，母體補給胎兒的營養明顯缺失，尤其嚴峻的是因藥物治療，胎兒還有畸形傾

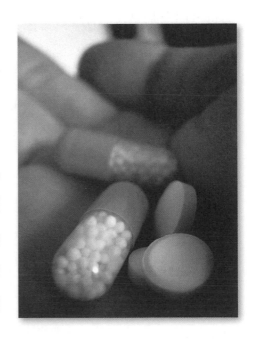

向。

雖然芹芹從懷孕前一個月就開始服用含有較豐富葉酸的營養錠之類的補給品，但還是有明顯葉酸缺失，如果繼續服用含有較豐富葉酸的營養錠之類的藥物，只會造成更大的畸胎可能，所以醫生建議她最好用天然的東西來補充葉酸。

經過多方諮詢，芹芹家人才知道，天然葉酸只有菠菜中大量含有，而且它含有人體所需的多種微量元素，所以醫生讓她家人，每天至少給她吃一餐菠菜粥或菠菜含量豐富的食物，以達到 0.4 毫克的葉酸補給量，促進胎兒大部分神經管細胞的分裂。

經過兩個多月的葉酸補給，芹芹再到醫院複查時，醫生驚喜地告訴她，觀察中，胎兒身體部位看似感染的地方，明顯恢復。又持續了一個月，再去複查，胎兒已完全正常。現在，芹芹已經是一個小男孩的媽媽了，孩子生下來時有三千公克重，生長發育都很良好。

六、降壓就是這麼簡單

隨著生活水準的提高，每個人對鹽和飽和脂肪酸的攝取均有增加，高血壓已經成為當今世界的一種常見病，世界各國的患病率高達10% ～ 20%。高血壓可導致腦血管、心臟、腎臟的病變，是危害人類健康的主要疾病。長期的高血壓可以導致腎臟、眼睛的損壞，還將加速動脈粥樣硬化，引起冠心病、心力衰竭、中風、腦梗塞、腦溢血等疾病，還容易誘發心衰、心律失常及猝死。在面對越來越多的高血壓病人，患病年齡越來越低的情況下，如何防治高血壓，是人們生活中迫切需要關心的話題。

菠菜含有豐富的蛋白質、纖維素、蔗糖、葡萄糖、果糖和維生素B、C、D、K、P，可以做為治療高血壓的藥用食物。每100克菠菜含鉀500毫克，還含有豐富的維生素C與礦物質鈣，能降低高血壓病人的血壓，是高血壓病人的不二選擇。

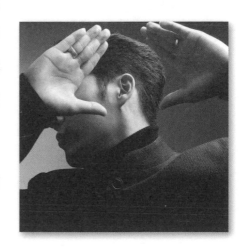

白先生最近真是事事不順，前段時間在外出差不小心掉了錢包，

出差回來本來是開開心心去參加公司提供的免費身體檢查，結果一向自認為身體健康的他，卻被檢查出了高血壓。這可讓白先生和他身邊的人都目瞪口呆了，白先生不過才 38 歲，一向連感冒都很少，現在怎麼突然被這個惱人的病給纏上了。

想來想去，白先生想起最近似乎容易頭暈，有時更是覺得身體麻木、肌肉緊張、心情煩躁，當時還以為是因為工作太忙、四處奔波的緣故，沒想到居然是高血壓。從來只聽說這個毛病是老年病，沒想到自己年紀輕輕的，居然也得到這個麻煩病。醫生更是囑咐白先生，從此以後得戒菸戒酒，維持良好的睡眠和飲食習慣，保持運動習慣，調理心情，千萬不可急躁煩悶。

這天晚上，白先生正在家裡休息時，有人敲門，開門一看，卻是自己快 70 歲的老母親。母親坐下來便開口道：「聽說你得高血壓了，哎！早告訴你要注意飲食健康，不要熬夜，你看看你。我得了高血壓已經是個教訓，你怎麼也這麼不愛惜自己呢？」白先生的母親幾年前也罹患高血壓，從此之後，母親非常注意保養，再也不吃辛辣油膩的食物，每天早起早睡、堅持散步一個小時，到現在一直血壓穩定，高血壓也沒發病過。

白先生開口道：「媽，我現在很後悔了，不過後悔還有什麼用呢？」

母親說：「知道後悔就有用，你呀，正好改改你的壞習慣了。有媽媽這個榜樣在這，高血壓算什麼啊！我有個食療祕方，麻油拌菠菜，對高血壓好得不得了，試試吧！」

白先生半信半疑的，菠菜？這麼常見的菜，有這麼大的效果嗎？第二天，他便去了醫院找醫生詢問。醫生聽完他的話，告訴他，菠菜確實是高血壓病人的好食物，菠菜味甘、涼，能通血脈、調中理氣，利大腸，它豐富的鉀、鈣和維生素C，能夠增加冠狀動脈血流量，促進腎上腺素合成，有效降低血壓，所以醫生也往往會建議高血壓患者多多食用菠菜以穩定血壓。

這下子，白先生徹底打消疑問，從此以後，他的餐桌上再也離不開菠菜了。

小知識：

美國營養專家推薦的男人每日必吃的八種食物：菠菜、酸乳酪（或優酪乳）、番茄、胡蘿蔔、藍莓（或草莓、紫葡萄）、黑豆（或豌豆）、核桃、燕麥。

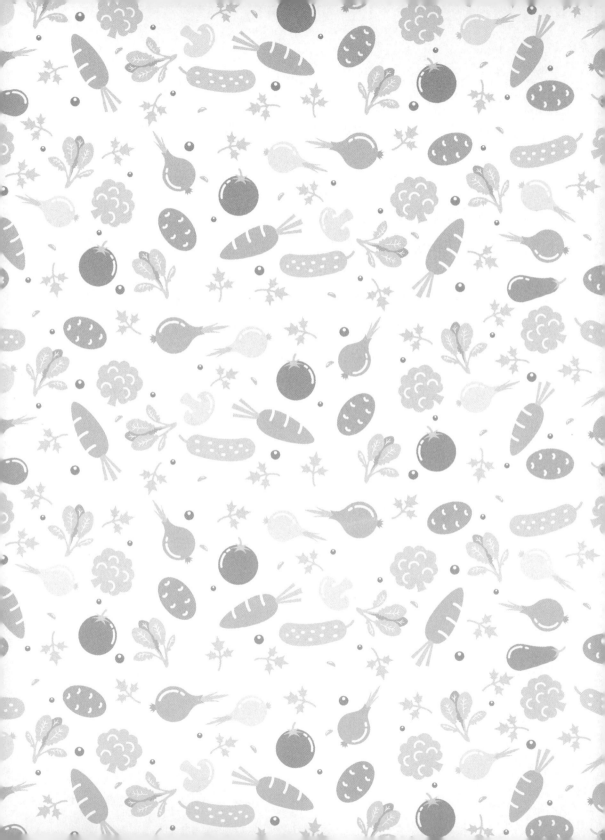

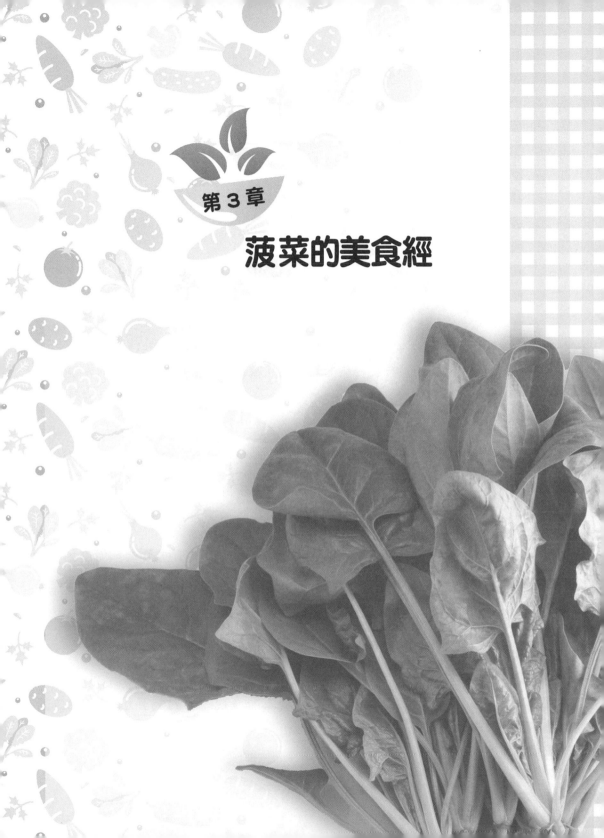

第 3 章

菠菜的美食經

　　根據資料顯示，目前美國人對菠菜的消費量達到了歷史的最高水準，是上世紀七〇年代的五倍多，而根據美國農業經濟調查服務部的調查數字顯示，美國每年對各種菠菜——新鮮、冷凍和罐裝的消費量在 1992 年到 2002 年的 10 年間增長了 66%。

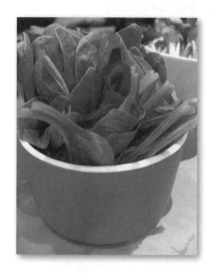

　　其實，美國人喜愛菠菜，已經不是一朝一夕的事了。美國人每人平均消費菠菜都達 2.4 磅，菠菜是美國家庭中幾乎每餐必備的一種食物，而且父母們都非常鼓勵孩子們多吃菠菜，強身健體。

　　菠菜的營養成分一直都是很受關注的研究方向，經常都有公布介紹食用菠菜好處的研究報告。研究證實，菠菜中富含抗氧化劑，如維生素 E 和硒元素，這些物質具有抗衰老、促進細胞增殖作用，既能啟動大腦功能，又有助於防治老年癡呆症。研究者們還發現，菠菜所富含的維生素 K，對人體吸收鈣質和防止骨質疏鬆有積極作用。

　　美國老年眼科疾病研究組就曾發表報告說，他們調查了 4500 名

60 ～ 80 歲的老人，發現那些攝取葉黃素和玉米黃質水準高的人，相對而言更少發生老年性黃斑病變，因為葉黃素和玉米黃質能夠減少光線對眼睛的損害，因而對長期因紫外線傷害、刺激而造成的老年性黃斑病變，和眼球晶狀體老化引起的白內障病變具有預防作用。而葉黃素在菠菜中含量較高；玉米黃質在玉米中含量頗高。

最新的研究報告更說明，每 100 克菠菜的葉酸含量高達 347 微克，名列蔬菜之首，它們能為肌肉的合成提供一定能量，使肌肉對胰島素更敏感。葉酸還能夠加快通往生殖器官的血液循環，因此能夠促進肌肉生長，提高性能力。而菠菜中含有的微量元素鎂，也會將肌肉中的碳水化合物轉化為可利用的能量，從而增加肌肉的力量。葉酸和鐵也能夠促進紅血球的合成，提高血攜氧量，從而加快血液循環，並降低罹患心臟病、中風和骨質疏鬆的危險。因此，美國男性生活類雜誌《Best Life》更是把它列為「男人每天必吃的八種食物」之首。

簡單地說，菠菜的好處可以歸納如下：

補血——菠菜中富含鐵，鐵是人體造血原料之一，是女性經期時的好食品。菠菜中含有的豐富的胡蘿蔔素、維生素 C、鈣、磷，及一定量的鐵、維生素 E、維生素 P、輔酶 Q10 等有益成分，能供給人體

多種營養物質；其所含鐵質，對缺鐵性貧血有較好的輔助治療作用。

體質強——菠菜中含有可觀的蛋白質，可幫助身體發育，精力旺盛。其中所含的胡蘿蔔素還可以在人體內轉變成維生素 A，維護正常視力和上皮細胞的健康，增加預防傳染病的能力，促進兒童生長發育。

皮膚好——維生素 K，這是很多蔬菜、水果中缺乏的。人的頭髮光亮，皮膚白淨有光澤，不僅需要維生素 A、B、C，也少不了維生素 K。而菠菜中的含氟 - 生齊酚、6- 羥甲基蝶陡二酮及微量元素物質，能促進人體新陳代謝，激發身體活力。

排毒——菠菜性甘涼，可以清理人體腸胃裡的熱毒，避免便祕，保持排泄的通暢。菠菜含有大量的膳食纖維，具有促進腸道蠕動的作用，利於排便，且能促進胰腺分泌，幫助消化。而且菠菜還富含酶，能刺激腸胃、胰腺的分泌，既助消化，又潤腸道，有利於大便順利排出體外，使全身皮膚顯得紅潤、光澤。

保護視力——我們知道缺乏維生素 A 會導致眼睛乾澀、看東西「模糊」。菠菜中的胡蘿蔔素在體內會轉化成維生素 A，可降低視網膜退化的危險。

穩定情緒──菠菜中豐富的維生素 A、B、C，可以幫助食用者從焦躁不安的狀態中走出，改善憂鬱心情。

　　生健康寶寶──菠菜中的葉酸對準媽媽非常重要，懷孕期間補充充足的葉酸，不僅可以避免生出有發育缺陷的寶寶，還能減低新生嬰兒患白血病、先天性心臟病等的機率。

　　既然菠菜的好處這麼多，你是否也覺得每餐都少不了它了？不過，要想讓這簡單的蔬菜天天出現在餐桌上都能受到家人的歡迎，不妨就學學下面這多樣的菜式，讓你的餐桌天天都有新花樣。

第一節

「湯」不過菠菜河的美食

一般我們在家做菜都會配上一道湯，雞蛋湯、蘑菇湯、豆腐湯、蔬菜湯等，一頓飯如果沒有湯似乎總缺點什麼，所以「湯」做為我們日常生活中不可或缺的飲食品，被越來越多的飲食男女所青睞。

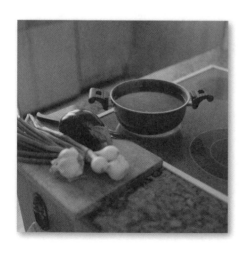

其實對於湯，人們對它的概念一直都很模糊，只知道湯是餐桌上不可缺少的佳餚，並且有它特有的保健功效，所以得到了營養學家們的讚許。但對於喝什麼湯更營養、什麼人喝什麼湯更合適、如何健康地搭配湯料，大家都知之甚少，有些人甚至張冠李戴，胡亂搭配。這

樣，湯的營養價值不但沒辦法展現，甚至破壞了蔬菜本身含有的養分，讓我們只知美味不見營養，所以健康合理地搭配湯料很關鍵。

菠菜中含有豐富的維生素和礦物質，對各種日常雜病具有預防和醫治的作用。同時，菠菜湯的合理服用具中藥功效，比如對於醫治高血壓、頭痛、臉紅、目眩、便祕、咳嗽、氣喘等都能產生效果。

菠菜有如此多的優點，用它與其他物質搭配出來的湯汁，也很營養美味。不過我們如何才能合理地去搭配它，從而製作出更健康更營養的湯呢？如果你也想炮製美味營養的菠菜湯，不妨試試下面這些。

豬肉來助陣

　　豬肉為人類提供優質蛋白質和必需的脂肪酸。豬肉可提供血紅素（有機鐵）和促進鐵吸收的半胱氨酸，改善缺鐵性貧血；豬血中的血漿蛋白，被人體內的胃酸分解後，產生一種解毒清腸分解物，能將有害粉塵及金屬微粒排出體外。

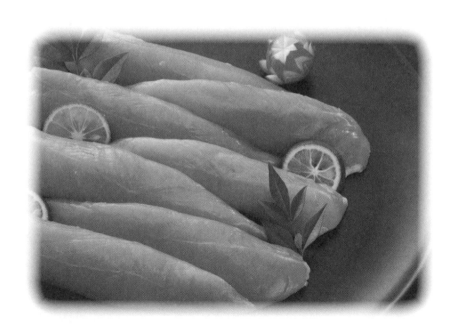

豬肝菠菜湯

食材

鮮豬肝 100 克，鮮菠菜 150 克，油適量。

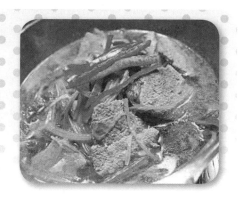

調料

胡椒粉 1 克，精鹽 2 克，濕澱粉 3 克，高湯 500 毫升。

做法

①將鮮菠菜去根、鬚和黃葉，切成長段。

②把豬肝切成小薄片，加精鹽 1 克、濕澱粉 3 克調拌均勻。

③炒鍋置中火上，加入高湯或水燒開，加油、菠菜。

④湯沸時，放入豬肝片、胡椒粉、精鹽略煮一下，起鍋即成。

功效

養血、明目、治水腫。

豬肝是常用之「以臟補臟」、「以肝補肝」之滋補肉食品，民間早有肝養血和明目之食療驗方，而且豬肝性味甘、苦、溫，除補肝、養血、

明目外，《本草綱目》還提到有治水腫溲澀之例。菠菜含維生素和鐵質，甘涼滑利，通大便而且也具補血、解毒功效，將菠菜和它們二合一，不僅湯汁鮮香，而且為人體提供多種營養素。

小提醒

要用旺火，另外豬肝要切得薄，否則，豬肝不易熟，烹製時間長了，菠菜會變黃。

上湯菠菜

食材

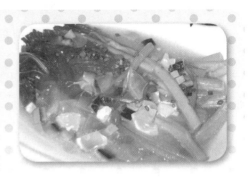

菠菜，皮蛋一顆，香菇若干朵，豬肉末適量（如果沒有也可以用火腿、香腸等代替），高湯適量，薑片兩片。

調料

鹽、味素、醬油、香油各適量。

做法

①菠菜挑選乾淨，浸洗乾淨後瀝乾水分；香菇洗淨切塊；皮蛋切瓣。

②肉末加少量料酒和生粉拌一下；入油鍋炒散；盛出備用。

③燒熱油鍋，入薑片爆香，放入菠菜炒軟，加入適量高湯。

④湯燒開後放入香菇、肉末、皮蛋，調入鹽和少許糖（也可以不放糖）；加蓋燜煮一會兒即可。

功效

有益五臟、通血脈、養血潤燥、潤腸通便的功效。研究説明，每100

克菠菜含鉀 500 毫克，還含有豐富的維生素 C 與礦物質鈣，能降低高血壓病人的血壓。菠菜含有大量的膳食纖維，有防治便祕的作用。同時，菠菜還能減少老年人患得視網膜退化症的危險，這是菠菜中含有的類黃酮所發揮的作用，類黃酮能防治眼睛黃斑變性。

小知識

高湯的做法：道地一點的應該用肉骨、老母雞、金華火腿等材料，一同文火燉製至四、五個小時，熬製出來的老火湯，才稱得上高湯。但是為了圖個方便，請賣肉的人將食材劈開，用砂鍋煲上兩、三個小時，湯色發白就可以了。對一些嚴格的素食者來說，還可以用黃豆、胡蘿蔔、海帶、香菇等食材，熬製素高湯。

菠菜肉絲年糕湯

食材

年糕，豬瘦肉，菠菜一把。

調料

醬油，乾澱粉，鹽，薑絲，高湯適
量。

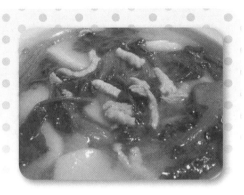

做法

將年糕切成 0.3 公分厚的片，菠菜洗淨切成段，豬瘦肉切成絲加料酒、
乾澱粉拌勻上漿。炒鍋置旺火上，油燒熱，薑絲爆香，下肉絲，翻炒
片刻後，就可以下菠菜了；加高湯（或清水都可），加年糕片，加鹽
燒沸，蓋上蓋子略滾至年糕已軟，最後加雞粉，起鍋裝碗即可。

特點

鮮嫩柔軟。

菠菜丸子湯

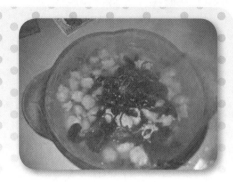

食材

菠菜 150 克,瘦豬肉 150 克,蔥末 3 湯匙,醬油 1 茶匙,水澱粉 1 湯匙。

調料

薑末、鹽、香油、雞湯粉各適量。

做法

①將菠菜摘洗乾淨,切成 4 公分左右的段。

②將瘦豬肉剁成泥,加鹽少許、醬油順一個方向攪拌,再加入水澱粉、蔥末、薑末、香油繼續攪拌。

③在鍋中加入適量水和雞湯粉,燒開後,改用小火,把調好的豬肉泥製成小丸子下鍋,燒透燒熟,加適量鹽調鹹淡,最後下菠菜段,起鍋即成。

功效

治療胃陰虧虛所致嘔吐或乾嘔、口乾舌燥、胃中嘈雜不舒等症。

豬血菠菜湯

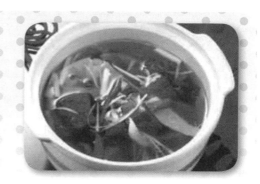

食材

鮮菠菜 500 克，熟豬血 500 克，
高湯適量。

調料

鹽、胡椒粉、料酒各適量。

做法

將豬血煸炒，烹入料酒，至水乾時加入肉湯、鹽、胡椒粉、菠菜，煮
沸後，盛入湯碗即可。

特點

鮮香上口。

功效

養陰生血，斂陰潤燥。常吃豬血菠菜湯可緩解春季便祕。豬血味鹹、
性平，有軟化大腸中燥便使其易於排出體外的作用。菠菜養血止血、
清熱、潤燥；豬血與菠菜配用，補而兼通，體虛及老人便祕最宜食用。
便祕者每日或隔日一次，連服 2 ～ 3 次即可緩解。

豆與菠菜的傳奇組合

　　黃豆是「豆中之王」，含蛋白質 40% 左右，在量和質上均可與動物蛋白媲美。豆腐做為黃豆的製成品。所含的黃豆蛋白、異黃酮，以及多種礦物質都對皮膚有好處；上文我們提到菠菜中的萃取物具有促進細胞增殖培養的功效，能夠抗衰老和美顏。所以將菠菜和豆腐所具的同等功效合二為一，也能夠滋潤皮膚，令其變得細嫩白皙。

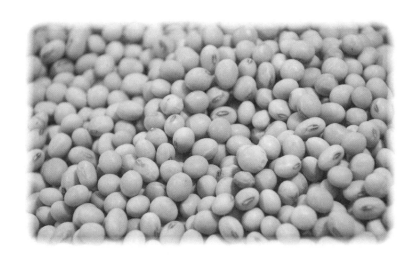

菠菜豆腐鴨血湯

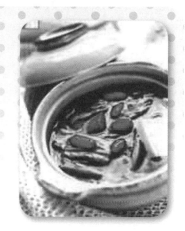

食材

鴨血，豆腐，菠菜，枸杞。

調料

鹽、紹興酒、醬油、味素適量。

做法

①菠菜洗淨，切段，鴨血、豆腐切片，待用。

②砂鍋內放適量高湯，下鴨血、豆腐、枸杞燉煮，將熟時，放入菠菜，調味後再煮片刻即成。

功效

鴨血是鐵含量最豐富的食物，蛋白質含量高，而且具有清潔血液的能力，與菠菜搭配，可增強其營養和保健效果。豆腐富含鈣和蛋白質，也具有清火作用。三者搭配既能提供充足的營養，又能幫助人體排污，熱量低，口感好，適合夏季保健。

小提醒

菠菜最好在沸水中先焯 1 分鐘，除去其中的草酸，再放在湯裡與蛋白質食品同煮。

菠菜豆腐湯

食材

菠菜 37 克，豆腐 75 克，蔥花三節，
薑末三片，金針菜 3 克。

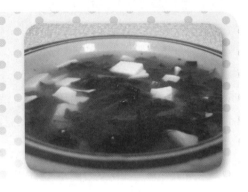

調料

醬油 18 克，精鹽 11 克，水澱粉 30 克，香油適量，清湯二斤。

做法

①菠菜洗淨切寸段；豆腐直刀切絲。

②金針菜泡軟切段。

③將湯鍋置旺火上、兌入清湯（或水），依次放入菠菜、豆腐、金針菜、

　　醬油、精鹽、蔥花、薑末，勾入水澱粉汁，開鍋後淋入香油即成。

特點

清香味鮮。

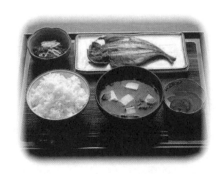

功效

潤膚美顏。

干絲菠菜湯

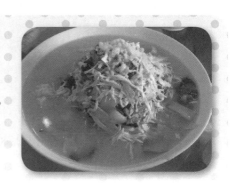

食材

豆干，菠菜，榨菜，冬筍，水發木耳。

調料

鹽，雞粉，香油，清湯。

做法

①將豆干放入開水中煮一下撈出待涼，再切成細絲，用開水泡 5 分鐘
後，換溫水浸泡待用。

②菠菜洗淨，開水氽一下，撈出瀝乾水，置湯碗中備用。榨菜洗淨切
成細絲，清水泡一下。冬筍、木耳洗淨切成細絲。

③鍋子點火放清湯，鍋開後倒入豆干絲、榨菜絲、鹽、木耳絲、冬筍
絲、雞粉，待鍋開後淋入香油，盛入裝有菠菜的湯碗中即可。

特點

色彩調和，豆干絲細嫩，味鮮可口。

功效

保濕、美白的潤膚功效。

木耳味甘、性平,有滋補、養胃、止血、清肺潤腸的功效。木耳含有豐富的營養素,其脂肪成分中含有的卵磷脂、腦磷脂、鞘磷脂等磷脂類化合物,可以幫助延緩老年人癡呆情況,還能降低血漿中膽固醇、脂肪含量。黑木耳中的腺苷具有降低血脂和血液黏稠度,抑制血小板凝集以及減輕動脈硬化、防止血栓形成、防止中風發生的功能。黑木耳中的碳水化合物成分中的甘露聚醣、木醣、戊醣等多元醣醇和膳食纖維,不會引起血糖和胰島素水準明顯波動。多元醣醇和膳食纖維都有預防便祕、改善腸內菌群平衡、預防腸癌的作用。黑木耳還含有一些生物鹼,具有促進消化道、泌尿道腺體分泌的特點,故有化解腎結石、膽結石,促使排出的功效。

筍的膳食纖維含量高,能促進腸胃消化,主消渴、利水益氣,有助於減肥。

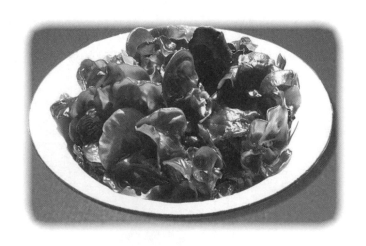

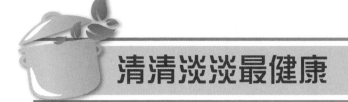

清清淡淡最健康

　　湯對身體的滋補作用是非常明顯的，乾燥的天氣裡，它是最好的補水妙方，如果環境潮濕，它又可以解除悶熱濕乏。如果是在炎熱的夏季，選擇素湯則是最明智的，因為素湯所含油膩東西較少，有些搭配合理的素湯還有敗火、降暑、排毒的功效。菠菜含有多種營養素，與它搭配在確保人的熱能攝取量指標降低的同時，並不會降低身體所需要的各種營養素的攝取量。這樣既能達到減肥目的，又不會出現疲倦、乏力、精神不振等不良的反應。

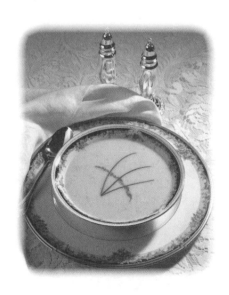

菠菜銀耳湯

食材

菠菜，銀耳。

調料

鹽，料酒。

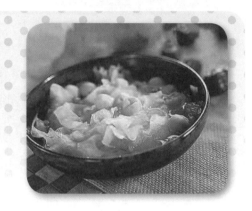

做法

①菠菜去根頭後洗乾淨，切段。

②銀耳洗淨後滴乾水，加酒稍微醃製。

③薑及蔥切絲。

④用瓦鍋煮滾適量的水，先下菠菜，稍滾片刻，放鹽及蔥，再放下銀
　耳滾一會兒即可飲用。

功效

凡因肺胃陰虛所引致的皮膚粗糙，飲用菠菜銀耳湯最有舒緩效果；此
外此湯具滋陰潤燥、補氣利水的功效。

銀耳補腎、潤肺、生津、止咳，對月經不調、肺熱、胃炎都有好處。

馬鈴薯菠菜湯

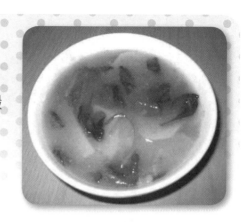

食材

馬鈴薯半個，菠菜半把，麵粉，澱粉，蔥。

調料

醋、鹽、油適量。

做法

①麵粉放點水攪拌成麵粉糊後，將切成薄片的馬鈴薯，放入盤中沾滿。

②油入鍋（不用太多油），將沾滿麵粉糊的馬鈴薯片入鍋加鹽炸，炸至金黃盛盤。

③倒掉多餘的油，加 2～3 碗水，倒進馬鈴薯繼續煮，待開鍋時放入洗好的菠菜，加鹽、蔥花、一大勺醋，再次開鍋時加用澱粉勾的芡，然後煮一會兒，等馬鈴薯鬆軟即可起鍋。

功效

低糖、低脂肪，防止糖尿病。

馬鈴薯富含澱粉、果膠、蛋白質、鉀、檸檬酸、維生素 B、C、膳食纖維，
常食可以預防高血壓、防止動脈硬化。

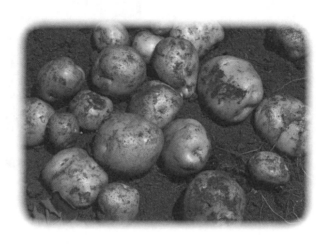

小提醒

油最好用玉米胚牙油、山茶油或橄欖油。

紅薯菠菜湯

食材

紅薯 200 克，菠菜 250 克，高湯
1000 克。

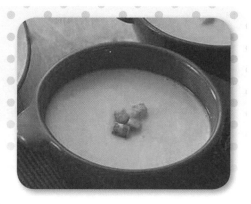

調料

薑 10 克，蔥 10 克，精鹽 3 克，熟
菜油 50 克。

做法

①將紅薯洗淨，切成絲。

②菠菜洗淨，入開水鍋中氽一下取出。

③薑去皮拍破，蔥洗淨切花。

④鍋洗淨置火上，摻入高湯，下紅薯絲、薑塊、熟菜油稍煮，下菠菜、
　精鹽、蔥花，開後起鍋即可。

特點

此菜用紅薯與菠菜同烹，製法新奇，成湯色澤鮮明，脆嫩可口，清淡

味鮮，為家庭常用湯菜。

功效

紅薯含有豐富的澱粉、膳食纖維、胡蘿蔔素、維生素 A、B、C、E 以及鉀、鐵、銅、硒、鈣等十餘種微量元素和亞油酸等，能保持血管彈性，防治老年習慣性便祕，同時還能有效抑制結腸癌和乳腺癌的發生。

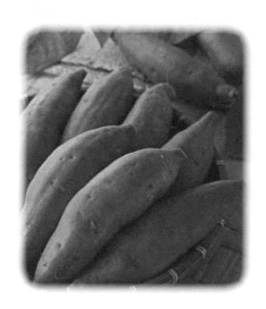

番茄蘿蔔菠菜湯

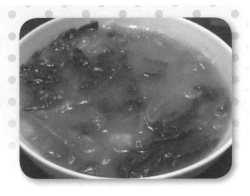

食材

菠菜 80g，胡蘿蔔 80g，番茄（大粒）1 個。

調料

鹽適量。

做法

①胡蘿蔔去皮刨絲、菠菜洗淨切碎、番茄洗淨切小塊。

②胡蘿蔔與番茄先下鍋，加水 750cc，滾後小火煮 3 分鐘，再放入菠菜，酌加鹽調味，稍煮 1 分鐘即可。

特點

清淡爽口。

功效

改善貧血，預防視力減退。

胡蘿蔔和菠菜同時食用，能有效地

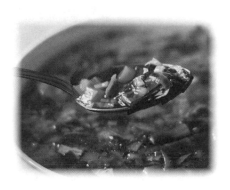

　　預防中風，因為菠菜能促進胡蘿蔔轉化為維生素 A，維生素 A 可以防止膽固醇在血管壁上的沉澱，保持心血管的暢通。

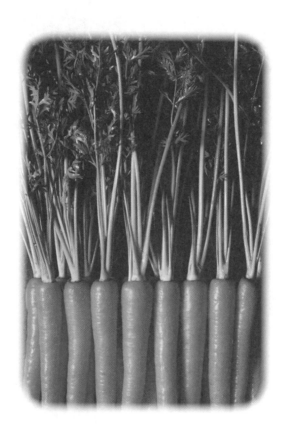

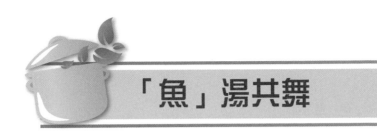

「魚」湯共舞

　　魚的品種不同，吃起來的味道會不同，而且其所含的營養成分也有區別。海水魚含有大腦必需的營養、鯉魚菠菜湯能治咳嗽、常吃黃花魚能增進食慾、魷魚對肝臟具有解毒、排毒功效等，牠們與菠菜搭配，其功效將有增無減。

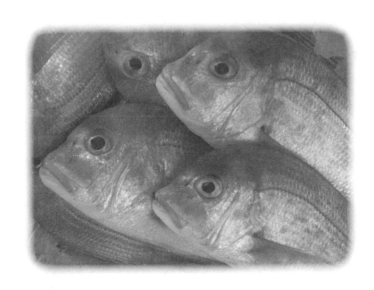

菠菜魚片湯

食材

鮮魚肉 100 克，菠菜 50 克，火腿 15 克，油 30 克，蔥適量。

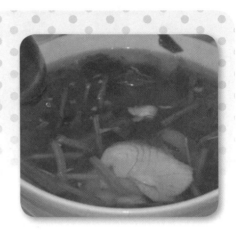

調料

鹽 3 克，料酒 3 克。

做法

①將鮮魚肉切成 0.5 公分厚的薄片，加鹽、料酒醃 30 分鐘。

②菠菜摘洗乾淨，切成 2.5 公分長的段，用沸水汆一下；火腿切末。

③蔥擇洗乾淨，切成小段；薑洗淨，切片。鍋置火上，放入油，燒至五分熱，下蔥段、薑片爆香，放魚片略煎，加水煮沸，用小火燜 20 分鐘，投入菠菜段，調好味，撒入火腿末，盛入湯碗即成。

特點

含有豐富的蛋白質、脂肪、鈣、磷、鐵、鋅、維生素 B_1、B_2 及維生素 E、C 等多種營養素，有增乳、通乳的功效。

多吃魚可以促進腦部發育、幫助傷口復原、預防心血管疾病。

魚丸菠菜湯

食材

菠菜 300 克，鮮魚肉 100 克，雞蛋清 1 個，清湯 500 克。

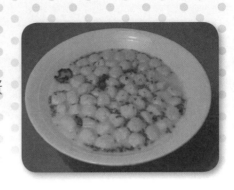

調料

紹興酒 25 克，蔥薑汁 30 克，精鹽 3 克，

雞粉 2 克，胡椒粉 0.5 克，百合粉 20 克，雞油 15 克，油 30 克。

做法

①菠菜摘洗乾淨，切成長 8 公分的段。鮮魚肉用刀背斬成茸，邊斬邊
　去淨小刺。

②魚茸內加入紹興酒 1 克，蔥薑汁 20 克、精鹽 1.5 克，清湯 50 克，
　順一個方向攪勻，再加入攪散的蛋清和百合粉、油 1 克繼續攪勻。

③鍋內加清水，魚茸擠成直徑 1.5 公分的丸子，下入水中煮熟撈出。

④炒鍋內加入剩下的油燒熱，下入菠菜略炒。加入剩下的清湯、紹興
　酒、蔥薑汁、精鹽和雞粉燒開，下入魚丸燒開，撇淨浮沫，淋入雞
　油，盛入湯碗內，撒上胡椒粉即成。

功效

清潤生津，強筋健骨，溫腎助陽。

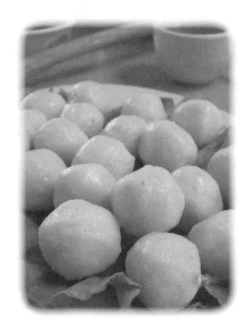

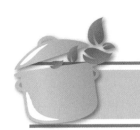

葷素搭配

對很多愛美的女性來說，真是聞「肉」色變，總是認為油膩是美麗最大的障礙，為了保持苗條身材，很多女孩都錯過了享受葷味的機會，這是一大遺憾。其實葷食並沒那麼可怕，只要合理搭配和健康食用，葷味也能養出苗條和健康來。如果妳垂涎色、香、味俱全的湯類，卻又苦於長胖的後果的話，不妨試試菠菜與脂肪類材料搭配出的湯，既美味又營養，保證妳不會後悔。

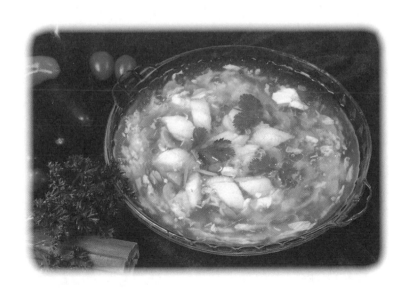

菠菜鴨肝湯

食材

菠菜 200 克，鴨肝 50 克，玉竹 30 克。

調料

紹興酒 5 克，薑 3 克，蔥 3 克，鹽 3 克，素
油 30 克，醬油適量。

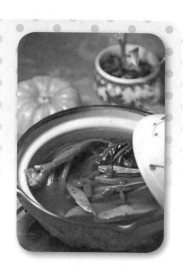

做法

①把玉竹發透，切 5 公分長的段；菠菜洗淨，切 5 公分長的段，鴨肝
　洗淨，切片，薑不切片，蔥切段。

②把鴨肝、紹興酒、鹽、醬油浸漬 20 分鐘待用；菠菜用沸水煮熟，
　撈起瀝乾水分待用。

③把炒鍋放在武火上燒熱，加入素油，燒六分熱時，下入薑、蔥爆香，
　注入清水燒沸，加入玉竹煮 10 分鐘後，下入鴨肝、菠菜煮五分鐘
　即成。

功效

滋補肝腎，養肝潤燥。對於慢性肝炎、血虛萎黃、虛勞羸瘦、夜盲等

症者都有好處。

鴨肝含鋅豐富，對眼睛有好處。

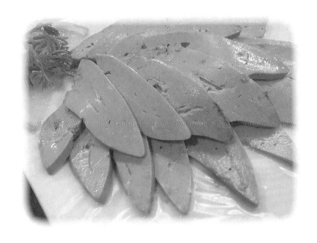

番茄牛肉菠菜湯

食材

熟牛肉少許，牛肉清湯 225 克，馬鈴薯一個，菠菜 75 克，番茄醬，奶油，胡蘿蔔，蔥頭。

調料

油、醋精、檸檬汁、香葉、胡椒粒、胡椒粉、鹽各適量。

做法

①將胡蘿蔔去皮洗淨，順長切成大厚片，再切成長薄片。蔥頭去外皮，切成粗絲。

②鍋內倒入牛肉清湯，放入胡蘿蔔片、蔥頭絲、油、胡椒粒、香葉，旺火燒開後，改用小火燜煮至胡蘿蔔半熟時，放入番茄醬繼續燜煮，待燜至出紅油時，放置待用。

③將熟牛肉切成片，放入碗內待用。雞蛋洗淨，加入冷水，用小火煮熟（約六分鐘），浸入冷水中三分鐘，剝去蛋殼，再一切為二。菠菜洗淨，用沸水略燙，切成長段。

④馬鈴薯去皮洗淨，切塊，放入鍋內，加少量牛肉清湯煮，待馬鈴薯

煮到八分熟時，倒入燜好的湯料，放入牛肉片加醋料、檸檬汁、胡椒粉同煮片刻，停火。

⑤食前五分鐘，在湯料中放入菠菜，煮至微沸，下鹽，調好口味，即可盛入湯盤。盛盤時，先盛上牛肉片，放上剖開的熟雞蛋，再舀上菠菜和湯，最後淋上奶油即成。

功效

補中氣，益脾胃，止消渴。

番茄清熱解毒，可抑制多種細菌和真菌，幫助蛋白質和脂肪的消化、吸收，還可以降低血壓，延緩衰老。

牛肉富含肌氨酸、維生素 B_6、維生素 B_{12}、丙胺酸、鋅、鎂、鉀和蛋白質，可以幫助肌肉生長，增強免疫力，緩解肌肉損傷。

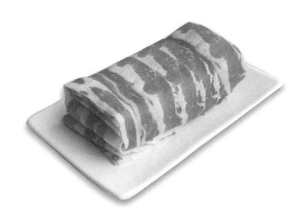

菠菜雞蛋湯

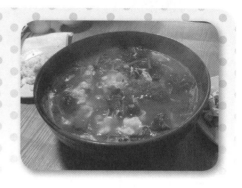

食材

雞蛋 2 顆，菠菜 100 克，濕澱粉 30
克，油 20 克，高湯 1000 克。

調料

細鹽 4 克。

做法

①雞蛋去殼打散。菠菜去老葉洗淨。

②將鍋燒熱，加油，雞蛋倒入鍋中，待雞蛋兩面都煎黃後，加高湯、
　濕澱粉，加蓋，用小火燒。燒至湯呈奶白色後，放菠菜、鹽，起鍋
　裝入大湯碗內即成。

功效

清熱解毒，利咽潤肺，滋養肌膚。

雞蛋富含維生素、礦物質、蛋白質、卵磷
脂、甘油三脂、膽固醇和卵黃素，能夠保
護肝臟、健腦利智、防治動脈硬化、預防
癌症。

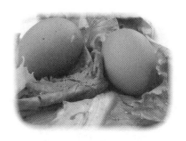

菠菜奶粉湯

食材

半熟菠菜適量，胡蘿蔔 20g，馬鈴薯
20g，奶粉 50 克，雞清湯 750 克。

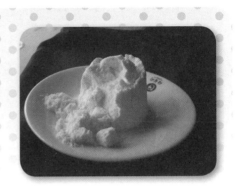

調料

精鹽適量，豆蔻粉、胡椒粉各少許。

做法

①將煮至半熟的菠菜，擠出水分之後切成條狀。

②將胡蘿蔔和馬鈴薯去皮，並將其攪碎。

③奶粉水裡放入攪碎的胡蘿蔔和馬鈴薯，煮至快乾時，加入雞清湯，
　　再放入切好的菠菜接著煮，把菠菜煮熟後即可食用。

功效

美體養顏。

菠菜木耳蛋花湯

食材

菠菜，木耳，雞蛋，高湯。

調料

醬油、薑末、食鹽、澱粉適量。

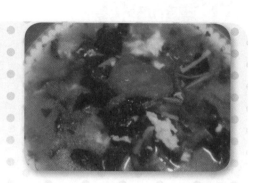

做法

①雞蛋打在碗內攪勻。

②將高湯入鍋，放入食鹽、醬油、薑末，大火燒沸後撇去浮末。

③倒入雞蛋，再放上木耳、菠菜，淋上濕澱粉，並輕輕攪拌，最後淋
   上香油即可。

特點

色彩豐富，味鮮。

菠菜海鮮牛奶濃湯

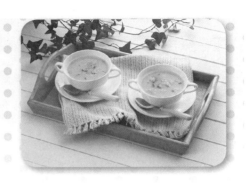

食材

菠菜，蝦仁，干貝，牛奶（375克），
蘑菇，牛油（30克）。

調料

鹽，炆汁，玉米粉2湯匙，水。

做法

①將蝦仁、干貝洗淨，菠菜及蘑菇去水瀝乾，待用。

②燒熱湯鍋，加入牛油，放入蝦仁、干貝及菠菜略炒，再倒入水。

③後倒入牛奶，將玉米粉及水拌勻，倒入湯鍋中，用中段火煮至滾，
　再加入調味料即可。

特點

風味獨特，滋味綿長。

功效

蝦營養豐富，脂肪、微量元素（磷、鋅、鈣、鐵等）和胺基酸含量甚多，

還含有荷爾蒙，有助於補腎壯陽。

干貝富含蛋白質、碳水化合物、核黃素和鈣、磷、鐵等多種營養成分，蛋白質含量高達 61.8%，具有滋陰補腎、和胃調中功能，能治療頭暈目眩、咽乾口渴、虛癆咳血、脾胃虛弱等症，常食有助於降血壓、降膽固醇、補益健身。

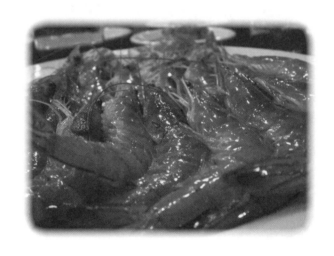

菠菜生蠔湯

食材

菠菜 200 克，生蠔 100 克。

調料

胡椒粉，油。

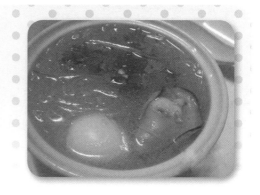

做法

①將鍋中水燒開，放入洗淨切段的菠菜和生蠔，煮熟。

②放適量油調味，加入胡椒粉，味道更為鮮美。

功效

生蠔含有優質氨基酸，有滋陰潛陽、化痰軟堅的作用。菠菜含有蛋白質、碳水化合物、胡蘿蔔素，維生素 B_6、A、C 以及鐵、鎂、鉀。二者結合，一葷一素，一酸一鹼，可維持人體酸鹼平衡和營養的全面。加入胡椒，對於肝腎陰虛、體質虛弱者都非常有好處。

禁忌

本食療偏寒，故慢性胃腸病、慢性腹瀉者不宜多食。

「藥」湯好喝

　　眾所周知，藥材的主要功效是醫治百病，如果把藥材和同樣具有藥用價值的菠菜放在一起，配以其他材料，熬出的湯不僅美味營養，而且減輕了單獨服藥所帶來的刺鼻和苦澀，是營養與健康的明智之舉。

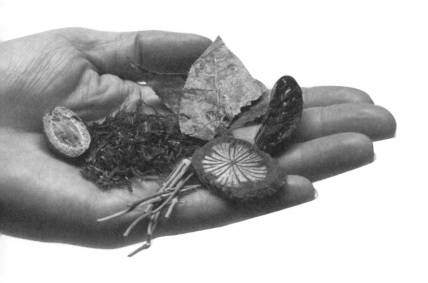

茯苓菠菜湯

食材

藥材（石斛、茯苓各 20 克，沙參 12 克），菠菜 400 克，素湯（豆芽加水熬煉而成）800 毫升，蔥白、薑塊各適量。

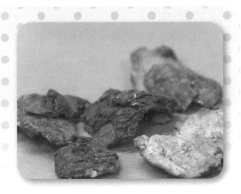

調料

鹽、花生油各適量。

做法

①石斛、茯苓、沙參以水煎取汁 200 毫升。

②菠菜洗淨，切 4 公分段。蔥白切段，生薑切片拍鬆，將菠菜急焯一下撈起。

③炒鍋放旺火上，加花生油燒熱，下生薑煸赤，挑去生薑。

④放入精鹽，倒入藥液和素湯，燒沸後倒入菠菜，湯沸即可。

功效

此菜由菠菜配以甘淡滋補的藥物，具有益胃養陰、健脾助食的功效。

對於胃腸燥熱、陰虧液少、食慾不振者，有一定的食療作用。

茯苓，味甘、淡，性平，具有補氣健脾、滲濕利水、養心安神的作用，常用於治療脾虛濕盛而致的水腫、小便不利、失眠健忘多夢等症，還有滋潤肌膚、增白抗皺的功效。

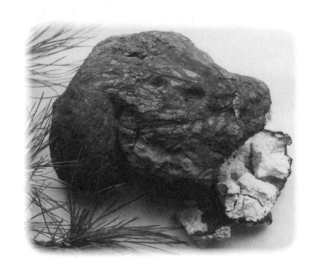

當歸補血菠菜湯

食材

香菇 10 朵，黃豆芽 300 克，菠菜 150 克，牛蒡 1 根，蓮藕 300 克，豬肋骨 225 克，薑 2 片，藥材（當歸 7 克、枸杞和川芎各 6 克）。

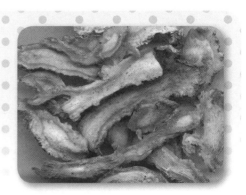

調料

料酒 1 大匙，鹽少許。

做法

①鍋中倒入適量水，放入豬肋骨以及當歸等藥材燉煮 30 分鐘，關火，濾除雜質備用。

②牛蒡去皮，切段；蓮藕去皮，切片；香菇泡軟洗淨；菠菜洗淨在開水中汆一下，瀝乾水備用。

③菠菜以外的其他材料放入豬骨湯中煮 15 分鐘，有香味後，將菠菜放入，起鍋後，即可食用。

功效

溫陽補血益氣，健脾養胃，對防治氣血虛弱、營養不良有很好的療效。當歸味甘而辛，有補血活血、止痛潤腸、抗菌消炎等作用。

菠菜小故事：紅嘴綠鸚哥

　　清朝乾隆皇帝最喜歡遊山玩水、微服私訪，因此關於他的民間傳說故事也特別的多，而其中特別有名的一個，就和菠菜有關。

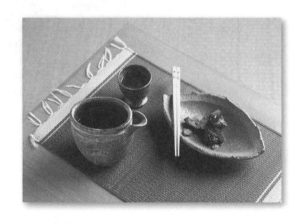

　　傳說乾隆又微服出遊，在江南賞玩山水。這天他來到鎮江南鄉，路上走了一天，口乾舌燥，覺得又飢又累，加上時節是秋天，天氣乾燥，導致鼻子流血不止。狼狽的乾隆只好找到路旁一家農戶休息。農夫見到他的樣子，便為他準備了兩道菜，一道是炸得金黃的煎豆腐，一道則是普普通通的炒菠菜。乾隆見慣大魚大肉、山珍海味，卻沒見過這樣的農家小菜，只覺得金黃中透著雪白，翠綠中綴著粉紅，煞是好看，聞上去香氣撲鼻，一嚐之下，更是爽滑潤口、回味無窮，更奇的是沒多久，他的鼻血也止住了。大為驚奇的他向這名農夫請教這菜

的名字，農夫笑著告訴他說是：「金鑲白玉板，紅嘴綠鸚哥」。乾隆回想起剛才的菜，覺得這名字取的恰到好處，頗有詩意，可是再打聽這菜的食材，那農夫卻只笑笑，不再告訴他了。

回到京城，乾隆立刻吩咐宮中的御廚為他燒製這道「紅嘴綠鸚哥」，那御廚苦思冥想，也不知道這到底是什麼，實在無計可施，他便只好到山林中守了三天三夜，逮著了一隻鸚哥。

御廚做好這「紅嘴綠鸚哥」端給乾隆，但乾隆一看，龍顏大怒：「大膽奴才，竟敢戲弄朕！這是什麼『紅嘴綠鸚哥』？」御廚嚇得叩頭如搗蒜：「皇上息怒！這『紅嘴綠鸚哥』是奴才親自從山林裡抓來的，那鸚哥渾身上下連一根雜毛也沒有。」乾隆愈加惱怒，待要處罰這名廚子，旁邊眾人趕忙勸住，方才讓他逃過一劫。

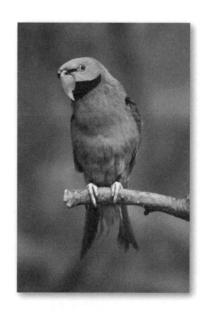

有個機靈的大臣見乾隆怒氣已消，便上前來打聽這道菜的原委，這才得知了上面那段故事。於是連忙派人去當地尋找這名農夫，這才弄清楚，原來所謂

的「紅嘴綠鸚哥」就是最普通的菠菜。不過經此一事，這「紅嘴綠鸚哥」的名氣卻越叫越響，最後成為家喻戶曉的一道名菜。

小知識：

菠菜不宜長期保存，買回家後存放不應超過八天，否則其葉酸等主要營養成分就會流失。

第二節

健康營養「粥」而復「食」

　　粥，做為我們日常飲食中不可或缺的食物，不僅自身營養豐富，更是與其他營養食物的絕佳搭配。合理的粥搭配，不僅利於營養的消化和吸收，而且還能滿足女性減肥養顏的需要。

　　另外，吃菠菜粥可以減少熱量的攝取，可防止肥胖的發生，是天然的減肥食品，具有健脾養胃的特殊功效，在維護健康方面發揮著重要的作用，同時菠菜還可減少高血壓、心臟病、糖尿病等「時髦病」的發病率。

菠菜蝦仁粥

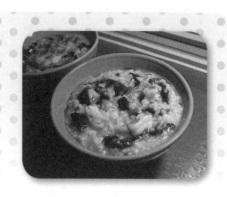

食材

菠菜，鮮蝦仁，粳米。

調料

橄欖油一小匙，鹽，薑末。

做法

①將蝦仁洗淨，切成碎末，待用；把菠菜摘洗乾淨，切成小段，待用。

②橄欖油入鍋燒熱，放入蝦仁末過油後撈出。

③將粳米用清水淘洗乾淨，直接入煮鍋內，加適量水，置於旺火上燒
　沸後加入蝦仁末。待粥將熟時，下薑末、菠菜、精鹽，再沸一沸，
　即可食用。

特點

清淡爽口，營養健康。

菠菜雞肉粥

食材

糙米 100 克，去骨雞胸肉 1 片（約 50 克），菠菜 100 克，水 200 毫升。

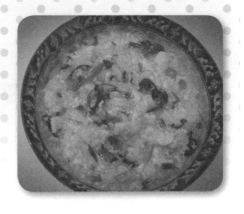

調料

鹽 1/2 茶匙（約 3 克）。

做法

①雞胸肉切小丁；菠菜用沸水焯 2 分鐘，瀝水放涼後切碎；糙米浸泡三個小時。

②將水煮沸後，倒入糙米，小火加蓋燜煮約 25 分鐘，直到米熟透。

③放入雞胸肉小丁、菠菜碎和鹽，再繼續燜煮約 10 分鐘即可。注意其間每隔 2 分鐘翻攪一次，避免鍋底焦糊。

特點

這是一道蔬菜、穀類成分較重的餐點，可以有效地平衡日常偏重蛋白質及脂肪的膳食結構。

雞肉是優質蛋白的最佳來源，有助於肌肉代謝與增長，能溫中益氣、

　　補精添髓、強筋健骨、活血調經，對虛勞、消瘦、水腫、病後虛弱、
久病體虛、健康調理、產婦補養等效果極佳。

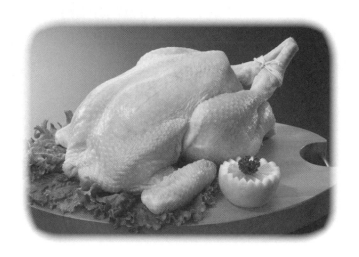

菠菜牛肉粥

食材

糙米 100 克，菠菜 150 克，牛肉 225 克，上湯 3 杯，蛋白 2 顆量。

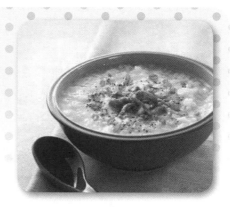

調料

調味料：糖、鹽各 1/2 茶匙，太白粉 1 茶匙，水 4 湯匙。芡汁料：太白粉、開水各 2 湯匙。

做法

①菠菜洗淨切碎，牛肉用調味料拌勻。

②煮滾高湯，加入牛肉煮約一分鐘，加入菠菜再煮滾。

③把芡汁料攪勻慢慢倒入湯內，煮至微稠，加入打勻的蛋白攪勻試味即成。

特點

鮮甜嫩滑。

小提醒

湯羹中,所有材料食用起來都應鮮甜嫩滑,因此烹煮時間不可過久。

菠菜含大量鐵質,用來滾湯,營養較不會流失。

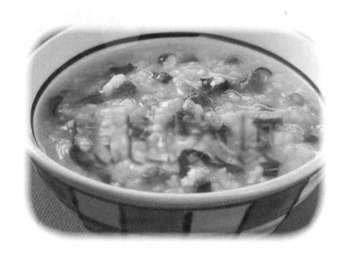

蝦米菠菜粥

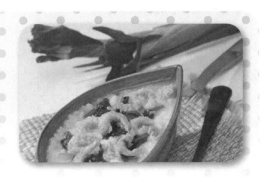

食材

蝦米（乾蝦仁）15 克，粳米（白米）100 克，菠菜一棵。

調料

鹽適量。

做法

①粳米洗淨，蝦米泡水，菠菜洗淨汆燙後切段。

②鍋內加適量水煮沸，放入粳米、蝦米一起熬煮成粥，待粥熟後再放入菠菜，最後加入調味料後即可。

特點

滋潤爽口，對更年期性慾下降、視力減退、腰膝痠軟、便祕者有很好療效。

豬肝菠菜粥

食材

豬肝 60 克，菠菜 120 克，白米 100 克，薑絲 2 克。

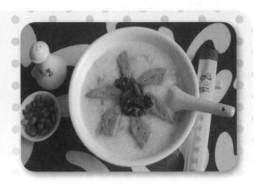

調料

精鹽 3 克，菜油 50 克，醬油適量。

做法

①將豬肝洗淨，切成薄片，放入沸水鍋內焯一下，撈出備用。

②將菠菜洗淨，放入沸水鍋內焯 2 分鐘。撈出過涼後，瀝乾水分，切成碎末，備用。

③白米淘洗乾淨，備用。

④鍋內加水適量，放入白米、薑絲煮粥，八分熟時加入豬肝片、菠菜末，再煮至粥熟即成。

特點

豬肝性溫，味甘、苦，有補肝養血、明目等功效，可用於治療血虛、腳氣浮腫、夜盲目赤等症。菠菜性涼，味甘，有養血止血、斂陰潤燥、

下氣通腸等功效，可用於治療消渴、便祕、便血、衄血、高血壓、夜盲等症。豬肝和菠菜均含有較多的鐵，故可用於治療缺鐵性貧血。

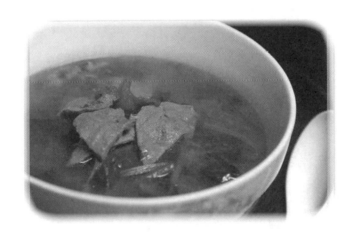

豬血菠菜粥

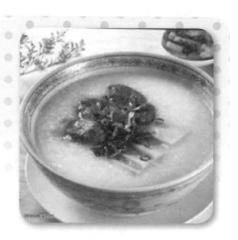

食材

菠菜 2 棵，豬血 40 克，煮好的白米
稀飯 60 克。

調料

植物油少許，精鹽少許。

做法

①先將菠菜洗淨切成末備用，再將豬血切成細小的丁備用。

②將煮好的白米稀飯加些水燒開後，將豬血和菠菜加入，加入植物油
　和精鹽少許，繼續小火煮至粥熟爛即可。

特點

酥香可口。

菠菜白米粥

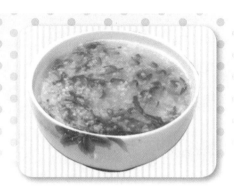

食材

白米 50 克，菠菜 2 棵，雞蛋一顆。

調料

鹽、雞粉適量。

做法

①白米洗淨，加適量水熬煮，按常規煮成粥。

②菠菜洗淨，在開水中汆一下，撈出瀝乾水切段，雞蛋挑蛋清置入白米粥中翻攪一分鐘，然後放入切碎的菠菜，起鍋後即可食用。

特點

悅澤皮膚，光潔面容。

鴨血菠菜粥

食材

鴨血 100 克，鯽魚 100 克，白米 100，菠菜 2 棵。

調料

鹽、味素、料酒、白糖、薑和蔥花適量。

做法

①將鯽魚洗淨置入適量水中煮沸，然後將煮好的白米和鴨血加入魚湯中，熬 5 ～ 8 分鐘。

②開鍋加入切好的蔥花，再加入少許鹽、味素、料酒、白糖，繼續小煮 1 分鐘即可食。

功效

養肝血，輔治貧血，同時也是肝癌患者保肝佳品。

鴨血性平，營養豐富。肝主藏血，以血補血是中醫常用的治療方法，可同煮粥服用。

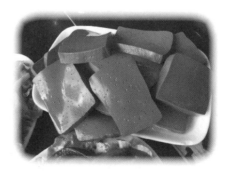

雞內金菠菜粥

食材

菠菜根 60 克，雞內金（中藥名，又稱
內金、化石膽等）15 克，白米適量。

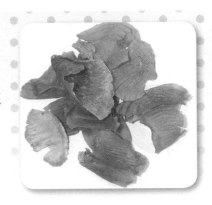

做法

①波菜根切碎，雞內金研磨成粉末。

②兩者加入洗淨的米中煮粥即可。

功效

緩解糖尿病症狀。

雞內金還可用於飲食積滯、小兒疳積、腎虛遺精、遺尿，以及醫治砂

石淋症及膽、腎結石等。

小知識

還可以將菠菜根和雞內金以水煎後飲用，同樣有緩解糖尿病的效果。

菠菜小故事：珍珠翡翠白玉湯

　　明朝的開國皇帝朱元璋出生於安徽鳳陽的一戶普通農戶，因為家庭貧困，人口又多，加上朱元璋從小就營養不良、體弱多病，父母怕養不活他，便將他送到廟裡當個小和尚，以圖有口飯吃，不至於餓死。

　　後來，他又隨著家人搬遷到太平鄉，為地主放牛，以換得一口飯。誰知道到了他十五歲那年，家鄉發生了瘟疫，父母和大哥都在瘟疫中不幸喪命，他為求自保，再次投奔到寺中為僧。可是，當時瘟疫四起，寺廟裡的吃食也不夠，住持只能罷粥散僧，打發和尚們雲遊化緣，這樣，朱元璋只好開始了他的流浪生活。

　　然而，當時人民生活大多艱辛難捱，誰又有餘糧供這個非親非的小和尚呢？朱元璋一路行乞，常常一整天都討不到一口飯吃。有一次，他一連三天都沒能討到任何東西，飢寒交迫，在街上昏倒了，這時，一位老婆婆正好從旁邊路過，見他可憐，便將他救起帶回了家。

　　老婆婆知道他是餓昏了，可是自己家裡只剩下了一塊豆腐和一點點菠菜，於是老婆婆只好將這兩樣放在一起，再淋上點剩粥，餵朱元璋吃下。朱元璋餓了三天，突然得食，只覺得天下美食莫過於此。精神得以恢復，朱元璋便問老婆婆剛剛吃的是什麼，為何如此美味。而

那老婆婆苦中求樂，便開玩笑地告訴他：「這叫珍珠翡翠白玉湯」。

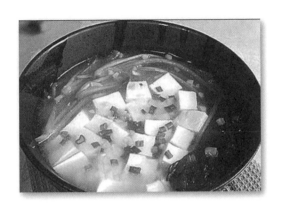

日轉星移，朱元璋後來投奔了紅巾軍，最後還當上了皇帝。突然有一天他生病了，什麼山珍海味也不想吃，卻獨獨想嚐當年的「珍珠翡翠白玉湯」，立刻下令讓御廚做給他吃。而那御廚壓根就不知道什麼「珍珠翡翠白玉湯」，可是又知道朱元璋素來脾氣暴躁，不敢去問這「珍珠翡翠白玉湯」到底是什麼東西，只好硬著頭皮，將上等的珍珠、翡翠和白玉放在一起磨成粉末，煮成湯獻了上去。朱元璋嚐過覺得味道壓根不對，一怒之下便殺了這個御廚。

人是殺了，可是東西還沒嚐到，不甘心的朱元璋乾脆派人去尋訪那位老婆婆，想要知道這「珍珠翡翠白玉湯」到底是什麼。幸而過了這些年，這位老婆婆還在人世，人們趕忙把這位老婆婆接進京城，讓她給皇帝再做一次這菜。誰知道這一次，朱元璋怎麼也覺得平淡無味，

不是當年的味道了，他心願難酬，始終覺得不滿。

　　這時候，另外一位聰明的御廚立刻就想到原因了，當日的朱元璋餓急了，才會覺得這農家的普通飯菜美味無比，可是如今的他貴為皇帝，遍嘗珍饈佳餚，這簡單的豆腐菠菜哪還能討他歡心呢？

　　想到這裡，這位御廚靈機一動，他想，既然皇上想要的只是「珍珠翡翠白玉湯」，那我何不用個仿冒品來試試呢？於是，他便以魚龍代珍珠，以紅柿子椒切條代翡（翡為紅玉），以菠菜代翠（翠為綠玉），以豆腐加餡代白玉，並淋上精心烹製的魚骨湯。將此菜獻上之後，朱元璋一嘗之下，覺得味道極好，和當年老婆婆做的如出一轍，於是他下令重賞那位廚師。後來，這位廚師告老還鄉，這道菜的食譜便被他傳了下來，直到今天，人們還在品嘗著這道「珍珠翡翠白玉湯」。

小知識：

宋朝的大文豪蘇東坡曾做過一首《菠菜》詩讚美菠菜：「北方苦寒今未已，雪底菠稜如鐵甲，豈知吾蜀富冬蔬，霜葉露芽寒更茁。」

好滋味「拌」出來

　　炎炎夏日，涼拌菜成為食客們的首選，在傍晚涼爽的風裡，各家小店都可以見到喝啤酒吃涼菜的人們。家中也收起了冬日熱氣騰騰的火鍋器具，取而代之的是一兩盤清淡爽口的綠色蔬菜和花生米，盡情展現著涼拌菜的敗火、解暑功效。

　　試想一下，做為家庭主婦，感受上下班或購物途中的烈日曝曬不說，回家還要接受烹煮時的熾烤，焦躁心情是無法言喻的。這個時候，換個食譜，做幾道美味可口的涼拌菜，也許可以給妳的煩悶心情帶來一絲涼爽。

　　趕緊動起手來吧！只需要簡單快速地將一兩種蔬菜洗淨切段，放點鹽和味素，用香油攪拌一下，一道色、香、味俱全的涼拌菜就誕生了。

　　不過要提醒的是，有些蔬菜吃多了容易上火，在炎熱的夏天，建
議涼拌菜還是選擇營養含量豐富，又具敗火和補血功效的菠菜為主材
料，單獨涼拌或跟一兩種同具去火、降血壓功效的蔬菜涼拌在一起，
在享受菜餚的涼、快、爽的同時，也讓你的身心健康起來。

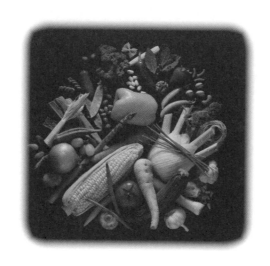

芝麻拌菠菜

食材

菠菜 300 克，鰹魚湯料 1 大匙，白芝麻醬
1 大匙。

調料

鹽（煮湯用）適量，白糖 2 小匙，柴魚醬
油 2 大匙，鰹魚湯料 1/2 大匙。

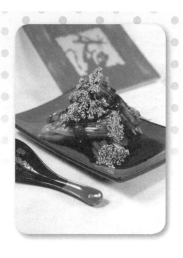

做法

①先把菠菜煮 2 分鐘，同時倒上一些鹽，汆煮後瀝去水分，切成 4 公
　分長的小段備用。

②醬油和鰹魚湯攪拌，輕輕壓榨。

③攪拌好涼拌醬料（醬料用白芝麻醬、白糖、柴魚醬油和鰹魚湯料一
　起進行攪拌，乾稀要適中），然後再拌上菠菜就可以了！

特點

鮮味爽口。

功效

芝麻含有豐富的蛋白質、不飽和脂肪酸、胺基酸、多種維生素、十幾種礦物質，以及芝麻素、花生酸、芝麻酚、油酸、棕櫚酸、硬脂酸、甾醇、卵磷脂等多種營養物質，對大腦和神經系統的發育極有好處；常吃芝麻，還可以使皮膚保持柔嫩、細緻和光滑，延緩衰老。

小提醒

這道菜的主角是青翠欲滴的菠菜。涼拌醬料可使用市面上買的芝麻醬，簡便易行。但如果你有研缽，可將芝麻焗炒一下，然後搗碎拌入，菜色香味更佳。

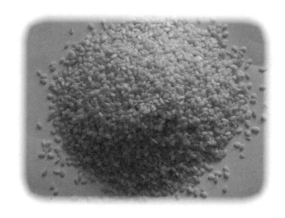

薑汁菠菜

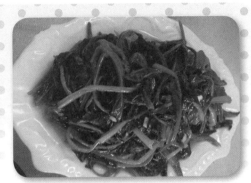

食材

菠菜 400 克。

調料

鹽（煮湯用）適量，白糖 2 小匙，

醬油 1 大匙，醋少許，適量香油，

生薑 5 克。

做法

①鍋子點火倒入水，將菠菜焯熟放入冷開水中過一下，取出切段放入
　盤中。

②鍋子點火倒少許油，油熱後下薑末炒出香味，加少水、鹽、雞粉調
　味炒成汁後淋在菠菜上，並加入適量的醋攪拌即可。

特點

清爽入口。

涼拌菠菜

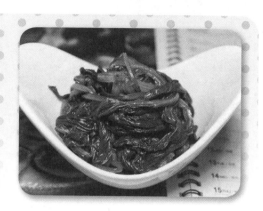

食材

鮮菠菜 750 克。

調料

精鹽、蔥絲、薑絲、花椒油、香
油各適量。

做法

①將菠菜摘去老葉，切開。用水清洗去泥沙，撈出瀝乾。

②鍋內注入清水，燒沸，放入菠菜焯軟，撈出放冷水內過涼，擠淨水
　分，放碗內加精鹽、蔥絲、薑絲拌勻。

③鍋洗淨，放入少許香油，用小火燒至五、六分熱時，加入花椒煸炒
　出香味，撈出花椒不用，將花椒油淋在碗內菠菜上，用盤蓋住捂一
　會兒揭開，裝入盤內即成。

特點

補血養氣，去斑養顏。

功效

一日兩次，對於高血壓、便祕、頭痛、臉紅者都有好處。

老人與婦女常吃菠菜，有益於預防和淡化蝴蝶斑和老年斑。但老人應注意每次食量不宜大，以 100 克～ 150 克為佳。

小提醒

用香油拌菠菜，是因為香油有潤燥、通便的作用，能解腸內熱，不僅能增加菠菜的潤腸效果，還可增添菠菜鮮香、滑嫩的風味。

蒜泥菠菜

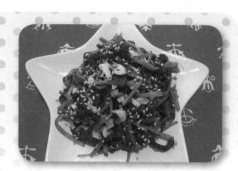

食材

菠菜 400 克，水發銀耳 50 克。

調料

蒜頭 50 克，蔥、薑、醋、精鹽、香
油各適量。

做法

①將菠菜摘除老葉，去根，洗淨，切寸段；將蒜頭搗成蒜泥。

②蔥、薑切絲；醋、香油、精鹽和蒜泥一同入碗拌勻，調成滷汁。

③取鍋加水煮沸，放入菠菜段稍焯一下，撈出，過涼，用手擠去水分
　放盤內，加銀耳、蔥絲、薑絲，倒入調味滷汁拌勻即成。

特點

味鮮適口，蒜味濃郁。

麻醬拌菠菜

食材

菠菜（約 416 克）。

調料

蒜（5 瓣），鹽（2 湯匙），芝麻醬（6 湯匙），芝麻油（2 湯匙），雞湯粉（1/3 湯匙）。

做法

①蒜頭拍扁去衣，剁成蓉；菠菜去除根部，沖洗乾淨。

②燒開鍋內的水，灑 1 湯匙鹽，放入菠菜焯至顏色變綠、葉片發軟，然後撈起放進冷開水中浸泡 30 秒，再撈出瀝乾水。

③菠菜切半放進碗裡，倒入蒜蓉，加 1/2 湯匙鹽、6 湯匙芝麻醬、2 湯匙芝麻油、1/3 湯匙雞湯粉拌勻，醃製 30 分鐘。

④將涼拌好的菠菜裝盤即可。

特點

涼爽開胃，適合夏日祛暑。

小提醒

燙菠菜前灑鹽，能讓菠菜燙熟後，保持鮮翠的色澤，使外觀好看。

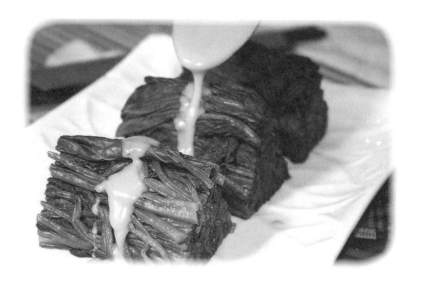

松菇拌菠菜

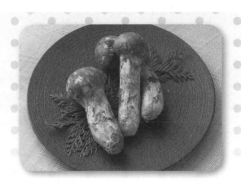

食材

松蕈 100 克，菠菜 200 克，白芝麻 1 小匙，油 1 大匙。

調料

鹽適量，香油少許。

做法

①取適量水燒開，加入一匙油，將菠菜燙熟撈起，將洗淨的松蕈加鹽，投入此鍋水中燙熟，撈出瀝乾水。

②另以乾鍋炒香白芝麻。將松蕈、菠菜加入調味料拌勻，再撒上芝麻即可。

特點

香氣四溢，營養爽口。

豬肝拌菠菜

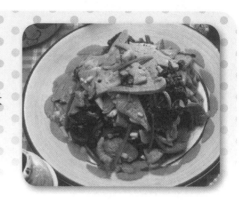

食材

熟豬肝 150 克，菠菜 200 克，蝦米 5 克，香菜 1 棵。

調料

醬油、醋、鹽、蒜泥、香油各適量。

做法

①將豬肝切成小薄片，蝦米用溫水浸泡好。

②將菠菜挑洗乾淨，切成 3 公分的段，放入開水中燙一下撈出，再放入冷開水中漂涼，瀝淨水；將香菜挑洗乾淨，切成 2 公分長的段。將菠菜放在盤內，上面放上豬肝片、香菜段、蝦米。

③取一碗，放入鹽、醬油、醋、蒜泥、香油，兌成調味汁，淋在菜上即成。

特點

酸、鹹適中，清香四溢。

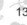

功效

此菜含有豐富的優質蛋白質及易被人體吸收利用的鐵、鈣、鋅等礦物質，並含有豐富的維生素 A、維生素 D、維生素 B_{12}、葉酸，孕婦多食可增加鐵含量，預防妊娠中、晚期貧血。

小提醒

注意兌成的調味汁不要過鹹、過酸，要鹹、酸適中，否則菜就失去了香味。

三彩菠菜

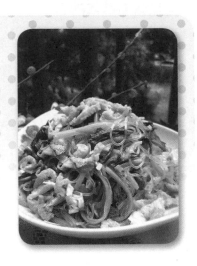

食材

菠菜 300 克,冬粉 50 克,蝦米 30 克,雞蛋 2 顆。

調料

蒜末 5 克,鹽 3 克,醋 10 克,香油各少許。

做法

①菠菜挑洗乾淨,放入沸水中略燙,撈出過涼後切成長段;冬粉泡軟後,剪成長段;蝦米泡發;雞蛋入碗中,加少許鹽打散。

②煎鍋燒熱,加油至熱,倒入雞蛋液,讓蛋液在鍋內攤開,待攤成蛋皮後,取出切成絲。

③將瀝乾水的菠菜、冬粉、蛋絲置入盤中,加入蒜末和調味料拌和在一起即可。

特點

顏色分明,營養健康。

小提醒

將菠菜先焯一下，可以去除部分草酸，再炒熟後就沒有澀味了。而菠菜過一下冷水，顏色會更加翠綠。

菠菜拌豆腐皮

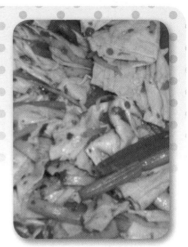

食材

菠菜 500 克，豆腐皮 50 克。

調料

香油 25 克，鹽 5 克。

做法

①將菠菜去掉根和老葉，洗淨，投入開水

  鍋焯、燙斷生，再投入冷開水盆內浸涼，撈出擠乾水，切成段；豆

  腐皮用濕水泡軟變白，取出後用手撕成小塊。

②取盤先放入焯過浸涼的菠菜段，上面覆蓋一層豆腐皮，淋入香油，

  放入鹽，食時，拌勻即可。

特點

綠白相間，清爽素雅，又嫩又柔，清香可口。

菠菜拌蝦蘑

蝦仁 100 克，鮮蘑菇片（罐頭）
50 克，菠菜 250 克。

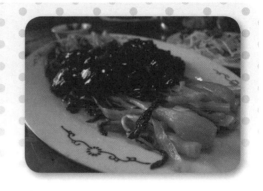

調料

精鹽 3 克，麻油 15 克。

做法

①把蝦仁入沸水鍋劃散、汆熟撈出。

②菠菜洗淨，切成段，根部切開。

③用旺火煮沸水，把菠菜投入（先下根部後下葉部）燙熟撈起，攤開
　散熱。

④把菠菜先用鹽拌一下，再加入蝦仁、鮮蘑菇片、麻油拌勻裝盤。

特點

鮮、嫩、清淡。

毛蛤拌菠菜

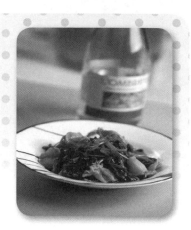

食材

毛蛤 250 克，菠菜 250 克，生薑 1 小塊，
大蒜 4 瓣。

調料

香油 2 小匙，香醋 1 小匙，精鹽 1 小匙。

做法

①將毛蛤煮熟取肉，薑、蒜洗淨後切末。

②菠菜洗乾淨，焯水過涼，瀝乾水後切成段。

③將毛蛤、菠菜、鹽、醋、香油、薑末、蒜末拌勻，裝盤即可。

特點

味道鮮美，清淡爽口。

毛蛤性溫，味甘，有補血、健胃之功效，適合虛寒性胃痛、消化不良、
氣血不足、營養不良、貧血和體質虛弱之人食用。

小提醒

調拌時，可先拌毛蛤再拌菠菜，然後再一起調拌。

菠菜拌藕片

食材

菠菜、鮮藕各 200 克。

調料

鹽、麻油適量。

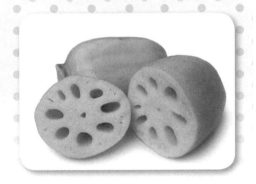

做法

①將菠菜挑翠嫩者,洗淨,入沸水中稍焯。

②鮮藕去皮切片,入開水汆燙斷生。

③將二物合一加入鹽、麻油拌勻即可。

功效

本菜具有清肝明目的功效,適用於肝血不足所致的視物不清、頭昏肢顫等病症。

菠菜木耳拌蛋絲

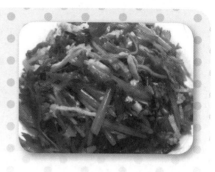

食材

菠菜根莖 100 克，水發木耳 100 克，胡蘿蔔 20 克，雞蛋 2 顆，生薑 3 克。

調料

精鹽 3 克，白醋 10 克，麻油 2 克，蒜油 2 克。

做法

①菠菜去葉取根莖洗淨切段，木耳用水浸好洗淨切絲，胡蘿蔔切絲，生薑切米。

②雞蛋打散，將蛋液煎成蛋皮後切絲，鍋內加水燒開，放入菠菜、木耳稍煮片刻撈起。

③將處理好的菠菜、木耳、蛋絲加入精鹽、白醋拌勻，最後淋入麻油、蒜油拌勻即可。

特點

爽脆可口。

小提醒

波菜、木耳在開水中煮的時間不宜過長，這樣吃起來才會爽脆。煎蛋皮一定要厚、薄均勻，並用慢火煎製，不能煎焦，切出的蛋皮絲才好看。

燙菠菜肉末

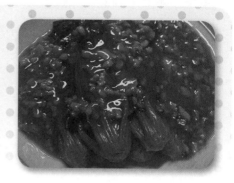

食材

菠菜 300 克，罐頭素肉末 1/2 罐，大蒜 4 瓣，白芝麻 1 大匙。

調料

A 料：鹽、糖各 1 小匙，米酒、油各 1 大匙。

B 料：紹興酒、濕澱粉各 1 大匙，素高湯 4 大匙，糖 1/2 小匙。

C 料：香油 1 小匙。

做法

①菠菜摘除黃葉，去除根部、洗淨，瀝乾水分。

②大蒜去皮、切末；炒香芝麻備用。

③鍋中倒入半鍋水煮滾，放入 A 料調勻，加入菠菜汆燙至顏色鮮綠並變軟，立即撈出，瀝乾、切段，排入盤中備用。

④鍋中倒入 2 大匙油燒熱，爆香蒜末，加入素肉末與 B 料炒勻，淋上 C 料，盛起，淋在菠菜上，撒上白芝麻即可。

特點

清淡、潤腸。

菠菜拌豆干

食材

菠菜 300 克，五香豆干 3 塊。

調料

醬油 1 小匙，鹽 1/2 小匙，雞粉、
香油各少許。

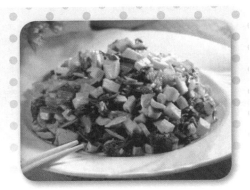

做法

①菠菜洗淨，用開水汆燙，撈出沖涼後，瀝乾水分，再切碎。

②豆干切碎，用 1 大匙油炒香，加入 1 小匙醬油，調味後盛出。

③菠菜和豆干混合，加入調味料拌勻即成。

小提醒

有薺菜的季節也可以改用薺菜，以同樣方法製作，味道更加鮮美。

菠菜粉絲

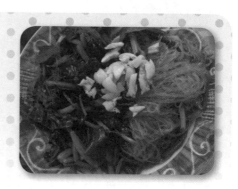

食材

鮮菠菜 500 克，粉絲（冬粉）500 克。

調料

鹽、香油、麻醬適量。

做法

①菠菜用熱水焯一次，撈出瀝乾水分。

②粉絲用熱水泡好冷卻。

③將菠菜、粉絲及熟芝麻放在盤中加上香油、麻醬（或芥茉油）、鹽
拌勻即可。

特點

冰涼爽口又營養。

肉鬆拌菠菜

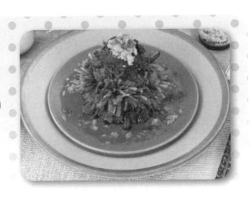

食材

菠菜 500 克，蒜蓉 15 克，肉鬆 50 克。

調料

香麻油 10 克，雞湯粉 5 克，鹽 3 克，白糖 3 克，蠔油 5 克，辣椒油 20 克。

做法

①把菠菜用開水汆至斷生，撈起盡去水分。

②用調味料把菠菜拌均勻撒上配料。

特點

色、香、味俱全，清淡爽口。

功效

健胃化痰、潤肺止咳。

菠菜小故事：珍珠翡翠白玉湯（二）

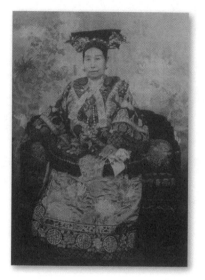

當時八國聯軍攻入北京，慈禧太后帶著光緒皇帝倉皇西逃，沿路上許多商戶和農家盡力服侍，讓慈禧太后誇讚不已。這太后金口一開，便產生了許多頂著金字招牌的老字號大小店家，也留下了許多有趣的民間傳說，其中一個傳說，卻也和「珍珠翡翠白玉湯」有關。

據說，當時的慈禧太后逃到京西懷來縣時，因為疲於奔命，飢渴難耐，便到路邊的一家農戶休息。這家農戶是對夫妻，見著這皇家人物，誠惶誠恐，連忙將慈禧迎進屋內炕上休息，又打水來讓她梳洗。

可是等到要準備飯菜的時候，夫妻兩個就為難起來了。家裡找遍也只能找到豆腐和菠菜這兩樣農家小菜，小米雖然也有，但根本不夠這麼多人吃一頓的，白麵粉也還有，可是只夠做成一鍋麵糊糊。兩人又實在沒有銀子再去買了，現在叫客人掏錢卻也不好。兩個人只急得團團轉。

但妻子畢竟是個巧手婦，她看著眼前這些食材，忽然計上心來。她把小米煮到八分熟，然後撈出拌上少量白麵粉，這樣金黃的小米就變成了又勻又圓的麵顆粒，然後把它們倒入做好的菠菜豆腐湯內，這樣便成了一大鍋熱氣騰騰、香味撲鼻的麵湯。

慈禧太后生平養尊處優，如今年歲既大，又遇此車舟勞頓之事，早已經餓得飢腸轆轆，見了這端上來的一碗麵湯，麵粒又白又勻，一顆顆如珍珠般撒落在碧綠鮮嫩的菠菜和白玉如匣的方塊豆腐之間，白的似雪，綠的如玉，再加上菠菜根那一點淺紅淡粉，分外誘人，引得慈禧是胃口大開，將一碗麵湯吃得乾乾淨淨。

一頓飯吃完，慈禧將夫妻兩個招到跟前，讚賞道：「剛才的這道湯味道很不錯，這湯叫什麼名字啊？」夫妻二人面面相覷，卻怎麼也不敢說出豆腐菠菜這些名號，這時，丈夫忽然抬起頭說：「回太后，這湯是我們本地的一絕，叫『珍珠翡翠白玉湯』。」慈禧細細品著這名字，大為愉悅，高聲對著身邊說：「賞——。」

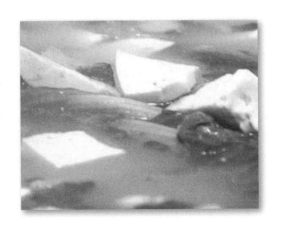

休息了一陣以後，慈禧一行人便繼續往西逃去，但這道「珍珠翡翠白玉湯」卻被人們流傳開來，從此人人會做、家家都做，只是平民百姓不耐煩那個「珍珠翡翠白玉湯」的名字，都叫它「螞蟻蛋兒湯」。

小知識：

多吃菠菜可以使血液循環更活絡，將新鮮的養分和氧氣送到雙腿，恢復腿部元氣。因此，要休養勞累的雙腿，或是想保持腿部肌膚的年輕的話，一定要多吃菠菜。

第四節
菠菜愛「耍花樣」

除了與其他物質搭配成湯、粥，以及涼拌外，菠菜還可以與其他蔬菜和穀類進行炒、燉、煮，其營養價值絕對不遜於湯和粥。

當你煩惱著不知道每天做些什麼菜才好，不妨選擇菠菜，它可是百搭品，不論葷素，它都可以搭配出多變而美味的食物。不論你是廚藝高手還是廚房新人，都可以炮製出加倍美味、加倍營養的好東西。

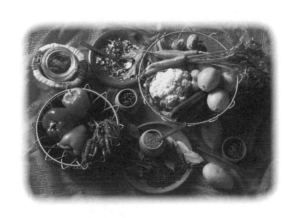

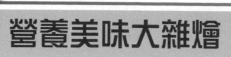

營養美味大雜燴

八寶菠菜

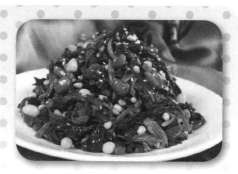

食材

菠菜，胡蘿蔔，冬筍，香菇，火腿，蝦米，杏仁，核桃仁，蘑菇。

調料

鹽，料酒，雞粉，香油，食用油。

做法

①將菠菜洗淨切成寸段，倒入開水中焯一下，撈出擠乾水分後，放入器皿中待用。

②將香菇、冬筍、火腿、胡蘿蔔洗淨切成絲，蘑菇洗淨切成片，放入開水焯一下，撈出過涼，瀝乾水分。

③將核桃仁、杏仁放入開水焯一下撈出過涼瀝乾水分。

④鍋子點火倒油，油熱放入蔥絲、薑絲、火腿絲、蝦米、料酒煸炒均勻，倒入裝有菠菜的器皿中，加入香菇絲、冬筍絲、胡蘿蔔絲、蘑

菇片、杏仁、核桃仁、鹽、雞粉、香油拌勻即可食用。

特點

顏色鮮豔，清淡爽口。

多寶菠菜

食材

嫩菠菜 150 克，松仁 10 克，花生米 10 克，火腿 10 克，馬鈴薯 20 克。

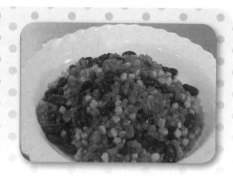

調料

沙拉油 10 克，鹽 5 克，白糖 2 克，濕太白粉適量，白芝麻 10 克。

做法

①將嫩菠菜洗淨切段，松仁炸好，白芝麻用小火炒熟，花生米炸熟，火腿切成顆粒，馬鈴薯去皮切成粒（用水洗去其澱粉）。

②鍋內加水，待水開時，加鹽 2 克、沙拉油 3 克，然後投入菠菜段，用大火燙熟，撈起擺入碟內。

③另燒鍋下油，放入馬鈴薯粒稍炒，注入清湯，加入松仁、花生米、火腿粒，燒開後，調入鹽、白糖，用濕太白粉勾芡，撒上白芝麻，淋在菠菜上面即可。

特點

湯汁俱全，鮮美無比。

保護皮脂和細胞膜蛋白質，使女性面白如玉。

此菜在調味上不能過鹹，以清香為宜。同時在炸松仁、花生米時，火宜小。

雙耳炒菠菜根

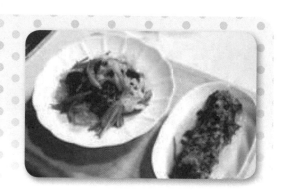

食材

菠菜根，銀耳，木耳。

調料

鹽，雞粉，蔥，薑，水澱粉。

做法

鍋子點火倒入油，至油溫三分熱時，下蔥絲、薑絲煸炒，炒香後放入銀耳、木耳翻炒，加適量清水，放入鹽、雞粉調味，水澱粉勾芡，放入菠菜根炒熟即可。

特點

清淡爽口。

功效

清腸敗火。

菠菜綠豆芽

食材
綠豆芽，菠菜，粉絲，雞蛋，大蔥，芝麻。

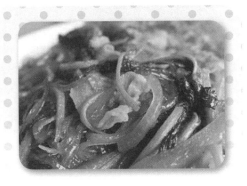

調料
芝麻油，鹽。

做法
①把雞蛋的蛋黃和蛋清分別放入兩個瓷碗中，攪拌至起泡，攤成薄雞蛋餅煮熟，將蛋黃餅和蛋白餅分別切成細絲。

②菠菜、綠豆芽分別焯一下水，大蔥切段，粉絲水發，煮透。

③鍋入油燒六分熱，煸炒大蔥，放入綠豆芽，翻炒幾下，加入粉絲、菠菜絲、雞蛋清絲、雞蛋黃絲、鹽，炒勻，淋上芝麻，入盤即可。

特點
清淡爽口。

功效
綠豆芽其性涼、味甘無毒，能清暑熱、調五臟、解諸毒、利尿除濕，可用於飲酒過度、濕熱鬱滯、食少體倦。

合菜蓋被

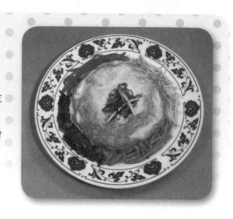

食材

雞蛋汁 150 克，豬肉 150 克，豆芽菜 150 克，菠菜 100 克，泡好的冬粉 100 克。

調料

鹽 3 克，料酒 5 克，薑汁 5 克，蔥絲 5 克，醬油 10 克，油 125 克。

做法

①豬肉切成 3 公分長的肉絲，豆芽菜去兩頭洗淨，菠菜挑好、洗淨切寸段，冬粉煮熟放在盤中。

②起鍋放油燒熱，投入肉絲煸炒，放入蔥絲炒出香味，放入豆芽菜旺火烹炒，倒入醬油、鹽、料酒、薑汁，放菠菜翻炒，淋少許油起鍋，盛在盤中的冬粉上。

③另起鍋放入雞蛋煎熟，起鍋蓋在盤中菜上即可。

特點

色、香、味俱全。

菠菜沙拉

食材

菠菜 1.5 斤,煮雞蛋 500 克,蔥
頭末 150 克,醋油沙拉醬。

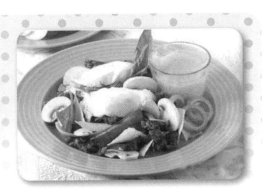

調料

白胡椒粉,芥末醬,精鹽。

做法

①製作醋油沙拉醬:將兩個熟蛋黃搓碎,用籮過入盆內,放上 10 克
白胡椒粉、20 克芥末沙拉醬、30 克精鹽,用勺子仔細攪勻,使蛋
黃成泥,再陸續倒入生菜油 100 克,邊倒邊攪,一點點攪開。然後
倒入 50 克醋精,攪勻,調好味,即可過籮裝入乾淨的瓶內,加蓋
保存。使用時,可晃動一下瓶子再往外倒。

②菠菜摘洗乾淨,用開水燙一下,切成碎段,堆在盤中央成山丘形。

③煮雞蛋去殼,用繩線割切成 6 瓣,放在菠菜上二分之一,其餘圍盤
邊,蔥頭末加醋油沙拉醬攪勻,淋在菠菜上即可。

特點

鮮、香、清淡。

鮮奶燉烤菠菜盅

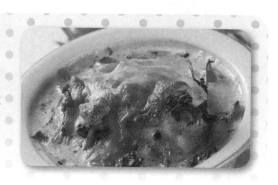

食材

菠菜 1/2 包，秀珍菇 1/2 盒，鮮奶 1 杯，乳酪絲適量。

調料

羅勒末 1 小匙，鹽適量，奶油適量。

做法

①秀珍菇用奶油煎至金黃色，加入羅勒末拌勻。

②加入菠菜拌炒，加入鮮奶、鹽煮至快滾時熄火。

③將做法 2 的材料倒入烤盅內，覆蓋上乳酪絲，放入預熱過的烤箱，以 190℃烤約 15 分鐘至金黃色即可。

特點

新鮮、美味、營養。

冬瓜菠菜羹

食材

冬瓜 300 克，菠菜 200 克，羊肉 30 克。

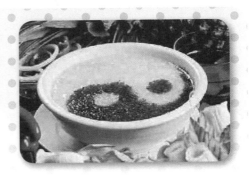

調料

薑、蔥適量。

做法

①先將冬瓜去皮、瓢，洗淨切成方塊，菠菜挑好洗淨，切成 4 公分長的段，羊肉切薄片，薑切薄片，蔥切段。

②將炒鍋放火上，加油燒熱，投入蔥花，放羊肉片煸炒，接著加入蔥段、薑片、菠菜、冬瓜塊，翻炒幾下，加高湯。

③煮沸約 10 分鐘後，加入鹽、醬油，最後倒入濕澱粉汁調勻即成。

功效

本湯羹味美可口，具有補虛消腫、減肥健體的功效，適合婦女妊娠水腫、形體肥胖者食之。

冬瓜營養價值很高，每百克冬瓜含蛋白質 0.4 克、碳類 1.9 克、鈣 19

毫克、磷 12 毫克、鐵 0.2 毫克及多種維生素，特別是維生素 C 的含量較高，每百克含有 18 毫克。另外，冬瓜中還含有丙醇二酸，對防止人體發胖、增進形體健美有很好的作用。

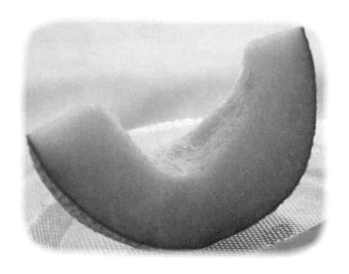

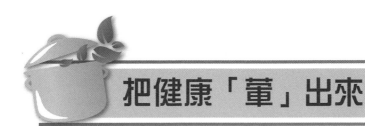

把健康「葷」出來

菠菜雞羹

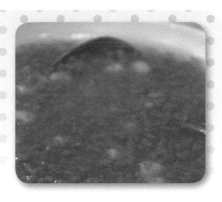

食材

雞半隻，冬菇半兩，乾蔥六兩，薑數片，菠菜五兩，甘筍數片。

調料

蠔油一湯匙半，生抽一湯匙，糖半茶匙，油一湯匙，鹽適量。

做法

①菠菜洗淨，切短段放在煲仔內。乾蔥撕去紅衣洗淨滴乾水。雞洗淨擦乾水，切塊，加醃料醃十分鐘，泡油。

②下油二湯匙，爆香乾蔥、薑，加入雞、冬菇及蠔油再爆片刻，下料酒，下調味料及甘筍，不停炒動，煮至雞熟，鏟起放在菠菜上，煲滾即可。

特點

鮮香滑潤，美味爽口。

菠菜蹄膀

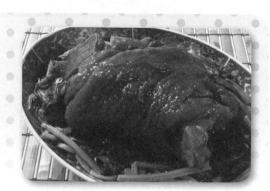

食材

豬蹄膀 1 個，菠菜 250 克。

調料

花生油 500 克（實耗 100 克），

醬油 20 克，細鹽 3 克，白糖 60 克，黃酒 10 克。

做法

①將蹄膀刮去細毛後洗淨，菠菜挑去老葉後洗淨。

②鍋中放清水，將蹄膀入鍋煮滾後撈出，洗淨後再放入清水鍋中，煮
　90 分鐘，至八分熟撈出。

③鍋內放油 500 克，待油燒至六分熱時，將蹄膀投入油鍋炸（炸時將
　鍋蓋蓋住，待鍋中炸聲消失後，取去鍋蓋）。蹄膀炸 5 分鐘左右呈
　金黃色時撈出，在冷水中浸 30 分鐘，待皮皺起，即可取出。

④將蹄膀剖開，皮朝下放入碗中，加糖、醬油，上籠蒸 1 小時，至酥
　爛即可。

⑤將鍋燒熱，放油 10 克，菠菜入鍋炒後，加鹽 3 克，稍後即起鍋裝盤。

將蹄膀瀝去汁，扣在菠菜上面，蹄膀滷汁倒入鍋，用水澱粉勾芡，淋在蹄膀上即成。

特點

酸甜爽口，補虛增乳。

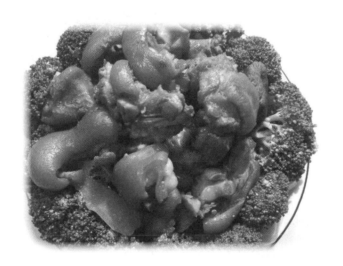

菠菜牛肉

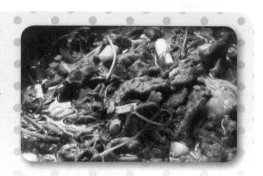

食材

瘦牛肉 500 克，菠菜 750 克，蔥頭適量。

調料

植物油，太白粉，鹽，料酒。

做法

①牛肉切片加鹽，酒略醃 10 分鐘，加太白粉，抓拌均勻，菠菜洗淨後切段。

②起油鍋將牛肉炒熟後盛起，再倒適量油將菠菜放入炒香；將菠菜置放盤底，牛肉置放菠菜上，即可食用。

特點

鮮美可口，清香味濃。此道菜富含鐵質、葉酸，特別適合懷孕後期的媽媽食用。

菠菜燜羊肉

食材

羊腿肉 750 克，菠菜 750 克，蔥頭 120 克。

調料

沙拉油 75 克，檸檬汁 40 克，蒜末 10 克，精鹽、胡椒粉適量。

做法

①將羊肉洗淨切成 30 塊，撒上鹽、胡椒粉拌勻，菠菜洗淨，切成約
　3 公分長的段；蔥頭洗淨切丁；備用。

②鍋燒熱後倒入沙拉油，待油溫五分熱時，放入羊肉塊煎至上色，取
　出放入燜鍋內。用餘油將蔥頭丁、蒜末分別炒至黃色，把蔥頭丁盛
　入羊肉燜鍋內，倒入適量羊肉清湯用文火燜至六分熟時，放入菠菜
　湯汁與菠菜齊平，再燜熟後，加入精鹽、檸檬汁調好口味，撒上蒜
　末即可食可。

特點

鮮美可口，清香味濃。

功效

羊肉可益氣補虛，促進血液循環，增強禦寒能力，還可增加消化酶，保護胃壁，幫助消化。

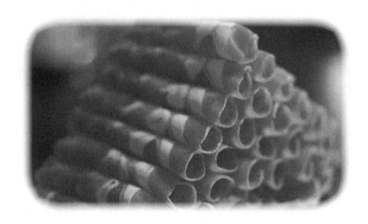

雞蛋炒菠菜

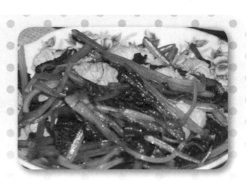

食材

菠菜 350 克,雞蛋 2 顆。

調料

油 50 克,鹽 10 克,蔥、薑末各適

量。

做法

①雞蛋打入碗內加入鹽 2 克攪勻待用。

②菠菜洗淨切 3 公分長。

③鍋置於火上,加入油,熱後倒入雞蛋炒熟起出備用。

④熱餘油,放蔥、薑末熗鍋後,炒菠菜加鹽,然後倒入炒好的雞蛋和

　菠菜同炒幾下即可。

特點

養心補脾,滋補強壯。

菠菜奶油蝦

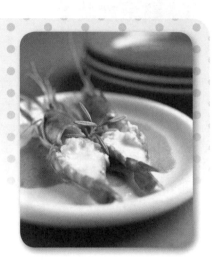

食材

大鮮蝦 2 隻，菠菜 100 克，蒜末少許，
奶油 1 大匙，淡奶油 30 毫升。

調料

雞湯粉 1 小匙，胡椒少許。

做法

①將帶殼蝦背剪開，抹上少許淡奶油，及雞湯粉調味，竹籤由蝦頭插
入蝦身固定，放入 180℃的烤箱中，烤 8 分鐘。

②菠菜以少許水打成汁，加入所有調味料調勻，備用。

③取另一油鍋放入奶油，爆香蒜末，加入菠菜汁及淡奶油，煮至醬汁
濃稠，淋於盤中，擺上蝦，再淋上少許淡奶油裝飾即可。

功效

補腎壯陽。

小提醒

鮮蝦烤時會彎曲，用竹籤插入蝦身固定，烤時就不會彎曲了。

醬汁如果只用菠菜，味道顯得單調且青澀，加入淡奶油和菠菜汁中的

鹼性，不但能使口感濃郁，還能保有奶香味及蔬菜的清香味。

豬肝炒菠菜

食材

豬肝、菠菜各 300 克。

調料

蔥 2 根，薑 3 片，(a) 醬油 2 大匙，

米酒、澱粉各 1 大匙；(b) 鹽 1/2 小匙，糖 1 小勺。

做法

①薑去皮，蔥洗淨，均切末；豬肝泡水 30 分鐘後撈出切片，再加入
　　調味料 (a) 醃 5 分鐘；菠菜洗淨切段備用。

②熱油 2 大匙，放入豬肝以大火炒至豬肝變色，盛起。

③熱油鍋內倒入菠菜略炒一下，豬肝回鍋，並加入調味料 (b) 炒勻即
　　可。

功效

補肝，養血，明目，通乳。

干貝菠菜羹

食材

干貝，菠菜，高湯，蛋清。

調料

鹽、味素、花生油、料酒適量。

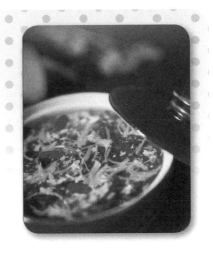

做法

①將菠菜切成細絲後，放入鍋中炒成八分熟。

②再將高湯、料酒、干貝、枸杞、少許蛋清一起倒入鍋中，用小火燉
　至有香味；最後進行勾芡。

功效

防治口角炎、夜盲症等維生素缺乏症的發生。啟動大腦功能，防止老
年癡呆，降低患視網膜退化的機率，從而達到保護視力的功效。

菠菜烤鮮蠔

食材

帶殼生蠔 6 顆（按人數定），菠菜切段 150 克。

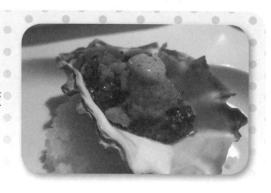

調料

起司 2 片一開三，檸檬 1 顆，醬汁料（蛋黃 2 顆，牛奶 2 茶杯，麵粉 50 克，芫茜粒 200 克，鹽少許）。

做法

①沖洗乾淨蠔肉，用沸水燙一下，吸乾水。用圓瓷碟把蠔呈放射狀擺好，底下墊上菠菜。

②把全部醬汁料調勻，淋到蠔肉上。整碟擺入烤箱用中溫燒烤，烤至表面金黃色即可，加入鮮檸檬汁風味更佳。

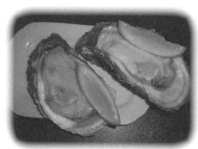

特點

製作簡便，省時快捷，味鮮濃香，開胃提慾。

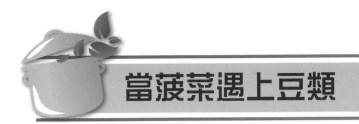

當菠菜遇上豆類

肉絲菠菜炒香乾

食材

菠菜一斤，薑末 8 克，豆干兩塊。

調料

精鹽 8 克，蝦米 113 克，白糖 3 克，

熟鹹瘦肉 75 克，芝麻油適量。

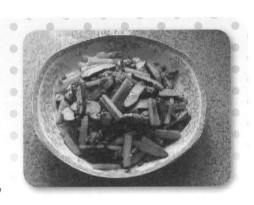

做法

①將菠菜摘去老葉，削去根尖洗淨，下開水鍋裡燙至水再開時（中間把菜翻個身），稍停片刻，撈起瀝水，然後捋齊擠去水分，剁成碎末，再擠一次水放碗中，加入精鹽和白糖拌勻。

②蝦米洗去灰塵雜質，放小碗裡，加開水至剛沒平蝦米（最好是上籠蒸二十分鐘），泡軟後切成碎末。

③豆干和熟鹹瘦肉也都切成碎末。上述各末、薑末和泡蝦米一起倒在
菠菜中，淋入芝麻油，拌勻即成。

特點

色澤鮮麗，美味爽口。

菠菜松子豆腐

食材

300 克稍老豆腐，切成 1 公分左右的方塊（千萬別用嫩豆腐，因為會太碎），兩個大蒜，去皮剁碎，新鮮菠菜大概 500 克，洗好準備。

調料

一小勺松子（可以適量增加減少，根據個人喜好來定），一大勺淡醬油，一小勺黑胡椒，兩大勺菜油（或橄欖油）。

做法

①先用不沾鍋開中火加熱，等到有點熱度之後倒入松子。不停翻炒以免黏底，直到松子變成金黃色（大約時間 3 分鐘），盛起來放在一邊。

②把淡醬油和黑胡椒放在一個碗裡混合均勻，再把豆腐加上。以不弄碎豆腐為宗旨，輕輕用筷子稍加攪拌。

③再次燒熱不沾鍋，鍋熱後加入橄欖油，把調味好的豆腐小心倒入鍋內，兩邊都加熱均勻（大概每一面 2 ～ 3 分鐘），直到變金黃色，盛起。

④第三次燒熱不沾鍋，把大蒜放入，爆香後加入菠菜，炒熟後盛起來，倒掉多餘水分，分別裝在四個盤子裡面，擺盤。

⑤在四個盤子裡分別擺上豆腐，排成方形，上面灑上松子。

特點

色、香、味俱全而熱量超低。

功效

消脂減肥。松子富含脂肪、蛋白質、碳水化合物等，久食健身心，滋潤皮膚，延年益壽。

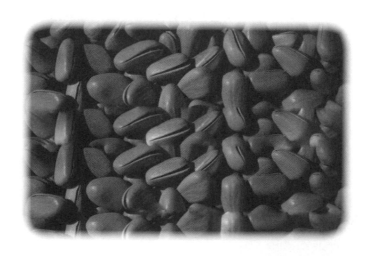

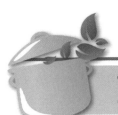

菠菜麵食也瘋狂

菠菜乳酪麵

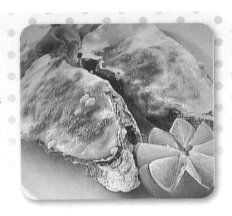

食材

義大利麵條，義大利乳酪，菠菜，番茄。

調料

奶油，橄欖油。

做法

①菠菜去根，洗淨，在滾水中過水，以去除苦澀味，然後切成段。

②麵條煮熟，撈出。

③在平底炒鍋中倒入適量橄欖油，將乳酪和奶油放入鍋中化成汁，加入煮熟的麵條和菠菜，放入鹽燴炒，入味裝盤即可。

特點

勁滑爽口，適合喜歡吃西餐的人。

乳酪含有優質蛋白質，還有醣類、有機酸、鈣、磷、鈉、鉀、鎂等微量礦物元素鐵、鋅以及脂溶性維生素 A、胡蘿蔔素和水溶性的維生素 B_1、B_2、B_6、B_{12}、菸酸、泛酸、生物素等多種營養成分，具有降血壓、抗驚厥、鎮痛、改善腦機能、精神安定、促進長期記憶、腎功能活化、肝功能活化等作用。

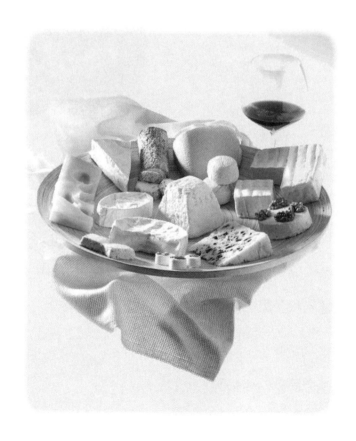

孜然菠菜麵

食材

大菠菜葉 250 克，掛麵一包（可按人員數量界定）。

調料

橄欖油 10 毫升，孜然、鹽少許，花生仁。

做法

①麵條下開水鍋煮熟，撈出瀝乾水，在冷水中浸泡一分鐘，然後瀝乾
水備用。

②中火加熱炒鍋中的橄欖油，放入鹽和孜然炒出香味，再將洗淨的大
菠菜葉和麵條放入，改用大火快速翻炒至菠菜葉熟即盛出裝入盤
內。

③將熟花生仁碾碎，撒在菠菜葉上即可。

特點

原汁原味。

功效

橄欖油中含有較高的單元不飽和脂肪酸，能調整人體血漿中高、低密度脂蛋白膽固醇的濃度比例。同時還含有人體必需的亞油酸、亞麻油酸，以及維生素 A、D、E、F、K 成分和胡蘿蔔素等脂溶性維生素及抗氧化物等，因此食用橄欖油能夠降低膽固醇、防止心血管疾病的發生、改善消化系統功能、防止大腦衰老、保護皮膚。

孜然具有醒腦通脈、降火平肝等功效，能祛寒除濕，理氣開胃，祛風止痛，對消化不良、胃寒疼痛、腎虛便頻等都有好處。

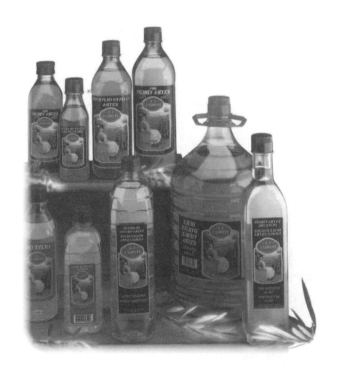

菠菜培根拌義大利麵

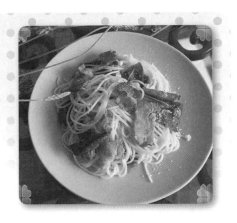

食材

菠菜五根，義大利麵，瘦肉適量。

調料

鹽、菜油、起司粉各適量。

做法

①菠菜只取葉片，用清水洗淨。因為是生食，應用冷開水或淨水。大
　片葉子撕小，方便入口。

②煮一大鍋水，放一大勺鹽，煮麵。

③培根切小塊，用小火煏出油，至稍有脆感。

④連肉帶油倒入大缽中，放起司拌勻。

⑤煮熟的麵條稍稍瀝乾水分，趁熱拌勻，加鹽、胡椒粉調味，放菠菜
　葉拌勻。

⑥盛出一盤，可依個人口味再撒少許起司粉。

特點

清淡不油膩。

菠菜培根麵包

食材

溫水（攝氏 38 ～ 42 度）1 杯，乾
酵母 1 小勺，培根兩片，洋蔥半個，
高筋麵粉 3 杯，菠菜 425 克。

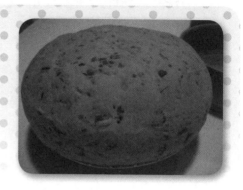

調料

糖少量，1 大勺橄欖油，鹽 1 小匙。

做法

①把乾酵母均勻灑進加了糖的溫水裡，靜置 10 分鐘等酵母活躍。

②把培根和洋蔥切碎，扔於有橄欖油的鍋裡炒約 10 分鐘，至洋蔥變
　金黃色。

③菠菜焯一下，瀝乾水切碎待用。

④高筋麵粉和鹽過篩混勻。

⑤把麵粉中間挖個洞，將酵母水加入。用攪拌勺混合。再加入炒好的
　洋蔥培根（連培根炒出來的油一起）和菠菜碎，揉成麵糰。繼續揉
　5 ～ 10 分鐘直到麵糰鬆軟有彈性。

⑥把揉好的麵糰轉移到一個乾淨無油的碗中，蓋上濕布，放在溫暖的地方發酵至兩倍大（約兩小時）。再移到撒了麵粉的案板上揉勻（目的是為了擠出氣泡）成圓餅狀，放在抹過油的烤盤裡，把麵糰的周圍都按平。

⑦烤箱預熱 200℃，25 ～ 30 分鐘至麵糰表皮成金黃色，取出待涼，即可食。

特點

美味營養，熱量低有助減肥。

小提醒

培根得名於英文 bacon，本意就是鹹肉、燻肉。以西式吃法比較多，最簡單、最有營養的吃法就是夾在麵包片裡做成一個簡易三明治。

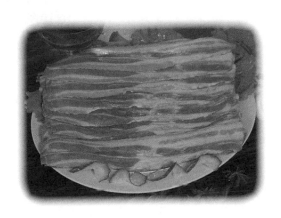

菠菜麵

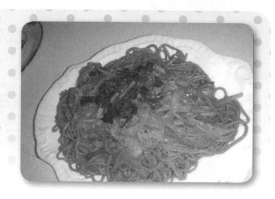

食材

麵粉 500 克，菠菜汁 250 克，
鮮菠菜 50 克，木耳 20 克，熟
鵪鶉蛋 5 顆。

調料

精鹽、胡椒粉適量，高湯 500 克。

做法

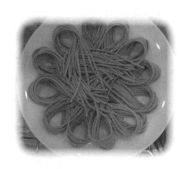

①一部分菠菜榨成汁待用，將麵粉和菠菜
　汁混合成麵糰，用濕布蓋住麵糰待軟，
　然後用擀麵棍擀成薄皮，切成麵條，在
　開水鍋裡煮至熟，撈出來備用。

②鮮菠菜用開水汆過待用。

③鍋上火加高湯，煮沸後加鹽、胡椒粉、木耳，煮一分鐘後倒入盛麵
　條的碗中，然後將熟菠菜、鵪鶉蛋擺放在麵條上即可。

特點

營養豐富，色澤鮮麗。

蛋皮菠菜包

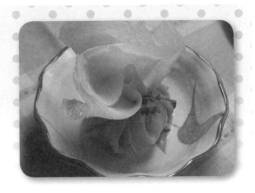

食材

鮮菠菜五根，香菜八根，雞蛋兩顆，熟麵粉 20 克。

調料

鹽，香油，胡椒粉。

做法

①洗淨菠菜，放到加了鹽的沸水裡焯一下，過冷水瀝乾。放入適量的鹽、胡椒粉、香油涼拌。

②香菜根洗淨，在微波爐轉 15 ～ 20 秒（這時的香菜梗就會變軟，也很韌，不容易斷）。

③雞蛋加鹽打散，和熟麵粉混合攪拌，攤成薄薄的蛋皮 2 張。將每個蛋皮四等份切成小蛋皮，每塊切小的蛋皮上，放一勺菠菜，把菠菜包住，用香菜一綁就好了。

特點

健康、營養、美味。

小提醒

①攤蛋皮的時候，平底不沾鍋先加熱一些，抹上薄薄的一層油，轉中小火倒入，慢慢晃動平底鍋，讓雞蛋麵粉液鋪滿鍋底凝固，然後用小一點的火力來煎，很容易成功。

②香菜也可用熱水燙一下，不過不用香菜，也可以用韭菜當「繩子」。

番茄豬肝菠菜麵

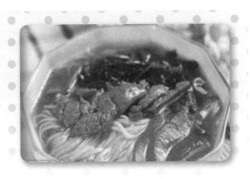

食材

麵條 250 克，番茄 100 克，菠菜 50 克，豬肝 75 克。

調料

花生油 10 克，花椒、精鹽、香油、雞湯、醬油、薑絲、蔥絲各適量。

做法

①菠菜洗淨，切段，放在開水中沸煮 3 分鐘後撈出，迅速放在冷開水中沖涼。

②番茄洗淨切片；豬肝切成片，用開水汆一下。

③鍋置火上燒熱，倒入花生油，待油熱時迅速放入肝片炒散，加入蔥絲、薑絲翻炒幾下。

④另起鍋燒熱，倒入花生油，放入花椒，炸香撈出，再放入菠菜、番茄翻炒。

⑤另起鍋倒入開水，放一勺雞湯，水開後放乾麵條煮熟，再放番茄、菠菜、豬肝，淋入香油即可。

功效

此麵條味道鮮美，又易於消化，蛋白質和維生素 A 含量高，營養均衡，
特別適合孕婦食用。

乳酪火腿菠菜麵包

食材

高筋麵粉 250 克，酵母 4 克，菠菜泥 80 克，牛奶 70 到 80 克，乳酪片 4 片，火腿 4 片。

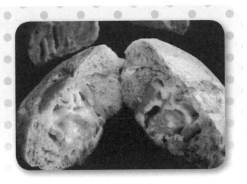

調料

細砂糖 25 克，鹽 2 克，奶油 25 克，沙拉醬。

做法

①菠菜洗淨燙熱水，瀝乾放涼，打成泥狀。

②除奶油以外的材料放入麵包機內攪拌成糰，加入奶油繼續攪拌至光滑有薄膜。放於容器內蓋上保鮮膜置於室溫發酵 60 分鐘。放於冷藏室發酵 14 個小時以上，取出回溫一個小時。

③分割成滾圓狀，蓋上保鮮膜鬆弛 15 分鐘。

④擀成橢圓形，整成長方形，塗上沙拉醬，撒上火腿片和乳酪片，捲起，捏緊收口。再切成小塊，放入烤盤。

⑤放入烤箱內溫度 38℃ 左右，發酵 45 分鐘，刷上蛋清。

⑥接著 80℃ 20 分鐘中層烤製（溫度和時間可適當調整）。

菠菜小故事：珍妮佛·羅培茲的菠菜助孕法

2007 年，美國媒體透露了一個新的消息，拉丁天后珍妮佛·羅培茲在結婚三年之後，終於成功懷了她的第一個孩子。而能夠獲得這個讓他們期待了近四年的好消息，不能不感謝一個背後的功臣——菠菜。

2004 年，34 歲的珍妮佛嫁給了歌手馬克·安東尼。結婚後他們一直希望能夠有自己的孩子，珍妮佛曾經不只一次地說過，她希望有個孩子，這樣自己才算是個完美的女人。然而，也許是因為珍妮佛已經過了最佳生育年齡，也許是因為以前她的飲食太不健康，珍妮佛自己曾經說過：「好萊塢大概沒人比我更不健康了！我從小吃漢堡和乳酪長大，酷愛霜淇淋和甜點，那些個油炸的食品簡直就是我的命！」不管是什麼原因，這幾年的時間裡，珍妮佛總是無法如願懷孕。

在這幾年的時間裡，甚至有媒體爆出珍妮佛流產以及人工受孕而未果的消息，儘管這些消息都無法得到證實，但珍妮佛始終沒有如願懷孕卻是事實。

「我想要孩子，越快越好。懷孕對我來說在任何時候都不失為一樁美事。」「我只要有一個健康的孩子就足夠了。」珍妮佛不只一次發出這樣的言談，為了能夠順利懷孕，她還放棄了節食的習慣，強迫

自己多吃東西以變得更強壯，然而，她的努力還是沒有奏效。灰心失望的她甚至已經打算和丈夫領養小孩以安慰自己。

不過，珍妮佛最終找到了實現夢想的法寶——菠菜。在私人醫生的建議下，她開始吃帶葉子的蔬菜，特別是大量進食菠菜，「我的醫生告訴我，早餐必須吃菠菜煎雞蛋，午餐最好吃菠菜沙拉，晚餐也要吃菠菜，總之一日三餐最好都不能離開菠菜。」

對於菠菜的功效，珍妮佛也曾經懷疑過：「我簡直懷疑萬一菠菜餐不能幫助我最終實現做母親的夢想的話，我恐怕會強壯得和渾身都是肌肉的大力水手一樣。」

然而事實最終向她證明了菠菜的神奇力量，已經 39 歲的珍妮佛現在已經是一對可愛龍鳳胎的母親了。對於這一切，她由衷地說：「我要感謝菠菜帶給我的神奇功效。」

小知識：

在流傳下來的清朝皇帝的每日食材記載中有這樣一項：白菜、菠菜、香菜、芹菜共 19 斤。也就是說，當時的皇帝是每天都要進食菠菜的。

第五節
菠菜的寶貝計畫

你得吃那份菠菜，寶貝！

它給你多種營養，你也需要多種維他命。

你吃菠菜準沒錯，它會使你健美壯實。

我代表全國所有的孩子們！

他們要我說：上帝啊！

不要菠菜，取消這討厭的綠菜。

我們確實不要那菠菜，我們喜歡糖和奶糖，可是就是不愛吃菠菜。

這是三〇年代小明星秀蘭·鄧波爾主演的電影《小歌星》中的插

曲，名字就叫「吃菠菜」。歌詞中雖然難掩小朋友們對吃菠菜的反感，但其實在當時的美國，剛剛掀起了一股菠菜熱。其實之前早就有研究證明菠菜中含有豐富的鈣和鐵，遠遠高於其他蔬菜的含量。而到了三〇年代，科學家更是進一步證實，菠菜中含有豐富的維生素 A 和 C。因此人們推論，因為人體需要維生素，而骨骼需要大量的鈣，血液需要鐵，因此菠菜是一種極好的健康食品。於是，人們開始大量進食蔬菜，美國官方也鼓勵人們食用菠菜，比如美國公共衛生署署長在 1931 年的報告中就有九處提到菠菜中含鈣、鐵、維生素等，並要求父母保持孩子對菠菜的進食量。

到了七、八〇年代，為了宣傳菠菜的好處，美國更是出品了著名的動畫片《大力水手》，當主角卜派（Popeye）的一句「我是大力水手，我愛吃菠菜，因此我力大無比」出現在銀光幕上的時候，小朋友羨慕不已，進而爭相效仿，大量進食菠菜，再次掀起了一股菠菜熱潮。

雖然，動畫片中誇大了菠菜的用途，但是菠菜的實際功效，絕對是不容忽視的。對襁褓中的嬰兒而言，菠菜具有豐富的鐵、鈣和纖維物質，是嬰兒理想的營養食品。而對成長發育期的孩子來說，菠菜可以幫助孩子補充身體中的微量元素，使小朋友迅速長高長壯。

食物在體內所發揮的功效列表圖：

營養素		食物來源	主要功能
熱量		主要來源為澱粉類、醣類、脂肪。	提供能量。
蛋白質		奶、蛋、魚、肉、乳製品、豆漿、豆腐等豆製品。	製造新的身體組織。
蛋白質	鈣	牛奶、乳製品、小魚乾、黃豆製品。	形成和維護骨胳、牙齒，正常的凝血功能。
	鐵	肉類（如豬肉、牛肉）、蛋黃、肝臟、綠色蔬菜、水果例如葡萄。	構成血紅素的主要成分。
維生素	A	綠色蔬菜、全脂牛奶、奶油、蛋黃、魚肝油、水果。	維護正常視力的要素；提供生長發育及組織分化所需。
	D	魚類、肝臟、奶油、牛油、蛋、魚肝油。	調節鈣和磷吸收，骨胳和牙齒發育的基本要素。
	C	新鮮水果如番石榴、檸檬、柑橘。	調節身體吸收葉酸和鐵，維護正常免疫系統的反應。
	B 群	牛奶、肉類、肝臟、酵母及豆類。	與能量的代謝有關。
	葉酸	深綠色及黃色的蔬果，如橙、香蕉、檸檬、雞蛋、菠菜、芥蘭、花椰菜、酵母、花生、胡桃。	製造紅血球，讓中樞神經系統功能正常運作和發展。

菠菜酸乳酪

食材

適量的菠菜和半桶酸乳酪。

做法

先把菠菜煮至半熟，將菠菜葉切成泥，與酸乳酪攪拌均勻即可。（這是幼兒斷乳的極佳食品）。

小提醒

大一點的孩子還可以食用烤菠菜。它需要適量的菠菜、1 顆雞蛋、3大勺牛奶和少量的鹽。先將洗淨的菠菜放入開水鍋裡煮至半熟，切成2 公分大小，然後將蛋黃和牛奶在碗裡攪拌，放入切好的菠菜，加入一點鹽，均勻攪拌，烤 15 分鐘後即可食用。

特點

具補血的功效。

白燒菠菜

食材

菠菜 500 克，粉芡 15 克，豆油 25
克。

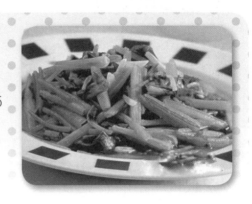

調料

蔥、薑、蒜、鹽、香油適量。

做法

①將菠菜挑洗乾淨，切成 3.3 公分長段，放入開水鍋內焯透撈出，用
　冷水泡涼，撈出備用。

②把蔥、薑切成末備用;把鍋放火上，倒入清油，待油熱時，放入菠菜、
　蔥末、薑末、食鹽煸炒幾下，待菠菜燒透時，勾入流水芡，淋上香
　油即成。

功效

此食譜含蛋白質 11 克，脂肪 1.3 克，熱量 332 千卡，鐵 7.6 毫克，
防治孩子缺鐵。

奶香肉餡菠菜飯

食材

菠菜 200 克，白米 50 克，乳酪 50 克（切碎），牛肉餡 50 克。

調料

鹽 1/3 茶匙（2 克），淡奶油 50 毫升，水 100 毫升，油 1 茶匙（5 毫升）。

做法

①菠菜放入滾沸的淡鹽水中焯 1 分鐘，取出後瀝乾水分，將菠菜梗切碎。

②將水倒入鍋中燒沸，然後放入白米煮製 15 分鐘，並不停地攪拌，再將切好的菠菜梗和鹽一同加入，再煮 5 分鐘。待放涼後，調入一半的乳酪碎和一半的淡奶油。

③中火燒熱鍋中的油，然後放入牛肉餡翻炒約 3 分鐘。

④將加工好的菠菜葉分成三份，第一份菠菜葉鋪在玻璃碗底部，上面放入拌好的米飯；再均勻地鋪上第二份菠菜葉，然後在上面放入炒好的牛肉餡；接著鋪入第三份菠菜葉，最後撒上剩下的乳酪碎和淡

奶油。

⑤將玻璃碗放入預熱至 170℃的烤箱中，烤製 20 分鐘即可。

特點

奶香濃郁的菠菜飯，不但非常適合小寶寶的胃口，而且還將他們所需的營養成分全都集合在一起。

芝麻菠菜泥

食材

菠菜葉 100 克，白芝麻 1 茶匙（5克），白砂糖 1/2 茶匙（3 克），醬油 1/2 湯匙（3 毫升），香油 1/2 茶匙（3 毫升）。

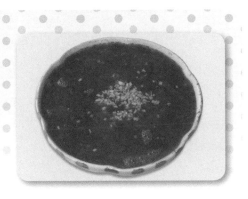

做法

①將菠菜葉放入鍋中，以沸水焯 2 分鐘。然後瀝去水分，放涼，再放入攪拌機中打碎成泥狀。

②白砂糖、醬油和香油，一同放入菠菜泥中攪拌均勻。

③芝麻在鍋內焙上色，然後用研缽搗碎，再撒在菠菜泥上即可。

特點

菠菜泥青翠欲滴，撒上香香的芝麻，適合還沒長牙的小寶寶。

小提醒

如果條件允許的話，可以自行研磨芝麻粉，而不要選擇市場上已經研磨好的，因為自己焙出的芝麻更香。

　　另外，如果寶寶喜歡吃甜的，也可以在菠菜泥中拌入一些花生醬，這樣可以使菜泥更加爽滑可口。適合 10 個月～ 1 歲的小寶寶。

菠菜旗花麵湯

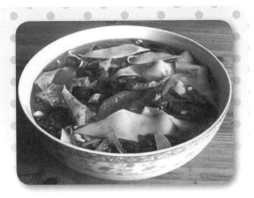

食材

菠菜葉 100 克，麵粉 100 克，黃
瓜 1/2，雞蛋 1 顆，水 500 毫升。

調料

根鹽 1/4 茶匙（2 克），番茄醬 1
茶匙（5 毫升）。

做法

①黃瓜斜刀切成菱形，雞蛋入碗中攪成蛋液，菠菜放入沸水中焯 1 分
　鐘，取出後瀝乾水分，放入調理機中榨成汁待用。

②將榨好的菠菜汁和 50 毫升的水倒入麵粉中攪拌均勻，和成軟硬適
　度的麵糰。

③把麵糰擀成一張薄薄的麵片，然後用刀切成菱形的麵旗。

④將剩下的水倒入鍋中燒沸，放入麵旗，煮 10 分鐘，然後加入黃瓜
　菱形片、番茄醬和鹽，再煮 2 分鐘，最後關火，將蛋液淋入湯中，
　攪出蛋花即可。

特點

味美營養，防止孩子養成偏食的不良習慣。

小提醒

因為加入菠菜汁，和麵的水可適當減少一些，這樣麵才不會太軟。

炸菠菜煎餃

食材

餃子餡（雞肉末 80 克，洋蔥末 2
大勺，香菇末 2 大勺，鹽、胡椒、
麵包碎屑 2 大勺）。

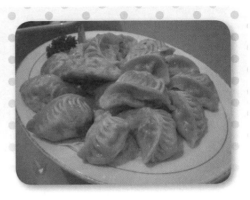

調料

餃子皮（麵粉 1 杯，菠菜末 1 大勺，水 3 大勺，鹽少許）。

做法

準備好原料後，先將麵糰揉均勻，然後擀成圓形的薄片皮，約 7 公分
大小。按麵糰的份量做餃子餡，將餡用餃子皮包好，在平底鍋裡放入
餃子，撒點水，蓋子蓋上，煎餃子。聞到香味後就可以食用了。

特點

鮮、香、脆。

功效

能激發起挑食或厭食兒童的食慾。

翡翠豆腐羹

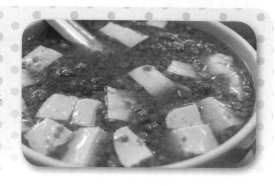

食材

豆腐 1/2 塊，菠菜 2 棵，白果
（銀杏果）3 顆，枸杞適量。

調料

A. 蛋白 1 個，太白粉 15 公克。

B. 鮮味露 1/2 小匙，鹽 1/2 小匙，水 300cc。

C. 太白粉 1 小匙，水 2 小匙。

做法

①豆腐以沸水汆燙後隨即取出，以冷水浸泡約 2 分鐘後，撈起切成 2
公分長條狀備用。

②菠菜洗淨，放入果汁機中加入適量的水（約能蓋住菠菜即可）打成
汁，過濾後，加入調味料 A 拌勻備用。

③調味料 C 調製成太白粉水；枸杞、白果洗淨備用。

④油鍋燒熱，濾網放置於油中，將做法 2 的材料倒入濾網中，看菠菜
汁結成顆粒後馬上撈出，沖冷水以去掉多餘油脂，即為翡翠。

⑤取鍋注入 300cc 的水煮開，加入白果與做法 4 的翡翠及鮮味露、鹽
　煮至滾沸，慢慢倒入太白粉水勾芡後，加入做法 1 的豆腐與枸杞稍
　煮一下即可。

特點

菠菜似翡翠，豆腐似白玉，湯鮮味濃，適合 2 ～ 4 歲兒童食用。

功效

豆腐含優質植物蛋白，雞肉含優質動物蛋白，具有動植物蛋白的互補
作用。菠菜維生素 C 豐富，對菜餚中的鐵、鈣質有促進吸收的作用，
有健身強體的作用。

白果有抗菌消炎的功效，能治療多種疾病；枸杞具有滋補肝腎、益精
明目、養血的功效，能增強孩子的免疫力。

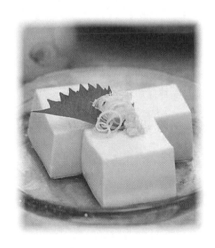

菠菜小故事：大力水手的菠菜

I'm Popeye the sailor man. I'm Popeye the sailor man.

I'm strong to the finich, cause I eat the spinach. I'm Popeye the sailor man.

還記得大力水手嗎？這個喜歡叼著菸斗，叫著「我就是大力水手……嘟！嘟！」出場的傢伙足足風靡了七十年之久。沒有人能忘記那個基本上每一集都會重複的鏡頭：當大力水手的女友Olive（奧莉薇）遇到危險，大喊著「救命呀，大力水手」的時候，困境中的大力水手Popeye（卜派）就叫著：「菠菜，我要吃菠菜！」於是神奇般地從身邊拿出一盒罐裝菠菜，迅速吞下，隨後，他的肌肉開始急遽膨脹，膨脹到無比壯碩的地步，讓他可以很輕鬆地打敗反派，救出 Olive。

1929 年，卜派首次出現在漫畫家艾爾濟・席格（Elzie Segar）的漫畫《頂針劇院》（*Thimble Theatre*）中。這個人物的原型來自於當地的一位水手，在一次無意中被席格所發現。這時候的卜派還只是一個小小的配角，但已經是一位具有非凡力量的正義水手了。為了讓卜派的力大無比更加具有說服力，因為菠菜的營養豐富，因此席格選擇了菠菜做為他力量的來源。

很快，卜派就贏得了人們的喜愛，甚至遠遠超過了其他主角，因為對於力量的渴望，當地的人們甚至開始紛紛效仿卜派進食菠菜。

三〇年代，電影公司決定將卜派搬上銀幕，開始拍攝大力水手的卡通電影短片。這時候的卜派已經成為了當之無愧的電影主角，當卜派在銀幕上因為菠菜而變得力大無比、無堅不摧的時候，銀幕下的人們也掀起了食用菠菜的熱潮。

三〇年代美國的菠菜銷量一下子增加了 33％，不光是孩子開始迷上了菠菜，連成年人也開始大量進食菠菜。美國的菠菜產業絕地逢生，從崩潰的邊緣迅速恢復，而盛產菠菜的德克薩斯州克里斯特爾城，更是在 1937 年樹立起了一個卜派的雕像，以感謝這部動畫片對於菠菜產業發揮的巨大貢獻。

有人說，其實將大力水手的力量來源設定為菠菜，是因為當時美國的小孩子普遍缺鐵，因此美國政府在大力宣傳食用菠菜的好處的同時，又特地讓動畫公司製作了這樣一部動畫片，以達到雙管齊下的效果；還有人說，是因為當時有一家菠菜罐頭廠的生意欠佳，於是委託動畫公司製作了這樣一部動畫片，來宣傳菠菜的好處。

不管原因是什麼，但這部動畫片確實掀起了菠菜的食用熱潮，也

挽救了菠菜產業，直到今天，菠菜還是美國人餐桌上必不可少的食物。

小知識：

杜甫一生顛沛流離，重病纏身，他在四川夔州時，因為肺病嚴重，導致眼花耳聾，生活無著，於是在 56 歲時，抱病離開夔州，來到了湖北公安。當地人民憐惜這位偉大的詩人，用茼蒿、菠菜、臘肉、糯米粉等材料做菜，獻給杜甫食用。杜甫食用了一段時間後，病情好轉，因此對此菜讚不絕口。後來人們為了紀念這位偉大詩人，便稱此菜為「杜甫菜」。

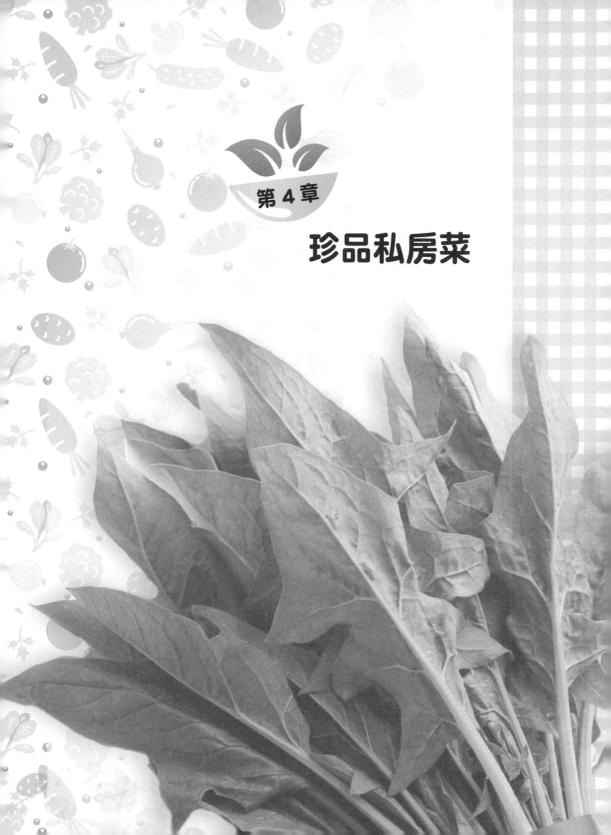

第 4 章

珍品私房菜

　　在每一家餐館，廚師們都會費盡心思不停研究新的菜式，才能留住挑剔的食客的心。在家中，每天都是不變的數菜一湯，這是不是讓你有點厭煩了？「煮婦」們是不是不知道做什麼菜才能給家人驚喜。既然如此，何必還拘泥於慣常的米飯呢？不如來試試下面這幾道特別的做法，雖然同樣是菠菜，但卻另有一番滋味呢！

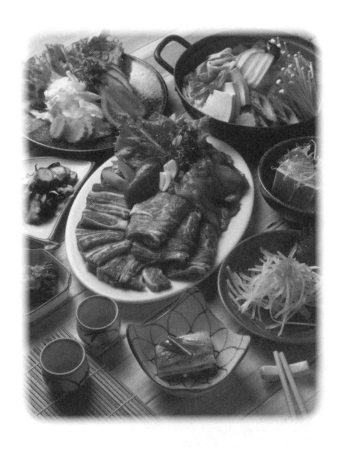

「老北京」菠菜

食材

菠菜，蒜，芝麻醬，鹽，雞粉，香油，
鳳梨（裝飾用）。

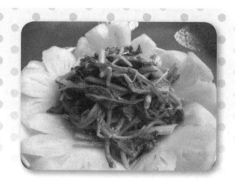

做法

①菠菜在開水中焯一下，冷卻後切成 5 公分長。

②用一點醋、一點水調和芝麻醬，放入鹽、雞粉、香油。

③將蒜拍碎，或者用壓蒜器。

④將蒜和調好的料倒入菠菜中，攪拌均勻。

⑤鳳梨切成薄片後擺放在盤子的周圍，裝盤即可。

菠菜蛋餃

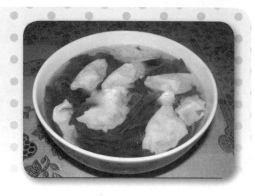

食材

菠菜一把，雞蛋兩顆，絞肉適量，生薑 5 克，肥豬肉一小塊。

做法

①先把絞肉加水也可加蛋清，再加入鹽、薑末、澱粉調成有黏性的肉糊像餃子餡。

②打散雞蛋，裡面放少許鹽後打勻。

③瓦斯爐開小火，左手持湯勺置於火上，燒熱勺子，右手用筷子將肥肉在勺子上走一圈，目的是讓勺子上沾滿油，蛋液不黏勺子。

④舀一小勺雞蛋液到湯勺中，左手持湯勺稍稍轉圈使蛋液在湯勺裡形成圓蛋皮。

⑤趁蛋皮還沒有完全凝固時，放上肉餡。

⑥用筷子將一側蛋皮拎起來蓋到另一側蛋皮上，傾斜湯勺在火上烤兩秒，再翻過來烤兩秒，一個蛋餃就完成了。

⑦將菠菜洗淨用開水焯一下，撈出，菠菜水倒掉。鍋內盛半鍋水，等水開後，將菠菜和蛋餃一起放入水中，放入適量的鹽調味即可。

肉茸菠菜

食材

菠菜 500 克，半肥瘦的肉末適量，雞蛋一顆。

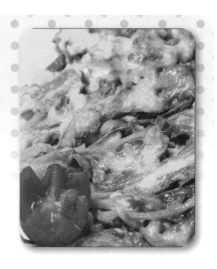

調料

水、鹽、雞粉、生粉適量。

做法

①洗淨菠菜，濾乾水，加鹽。一顆蛋清，加少許水及肉末攪拌成肉茸漿。同時燒開一鍋水。菠菜放到肉茸裡，拖上肉茸漿。

②將拖了肉茸的菠菜放到燒開的水中，水一定是要沸騰的，這樣拖了肉茸的菠菜就不會肉菜分離。

③將一顆一顆菠菜裹肉燙熟，撈起，濾掉水。

④平底鍋放少許油，剛才燙熟的菠菜，裹一點生粉，放鍋裡煎。

⑤把蛋黃打勻，刷在菠菜上。刷了蛋黃後，翻一面；再刷蛋黃，煎到蛋黃凝結就可以。

⑥水＋鹽＋雞粉＋生粉調成芡汁。鍋裡下少許油，下一點肉末炒散，然後勾芡。將完成的芡汁淋到菜面上即可。

菠菜湯圓

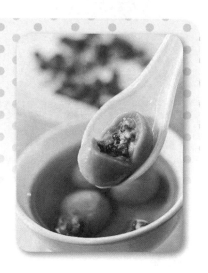

食材

菠菜，澄粉（無筋麵粉），糯米粉，豆沙餡。

調料

細砂糖，油。

做法

①將熱開水沖入澄粉，攪拌成糰備用。

②然後加入糯米粉、細砂糖、菠菜汁攪拌成糰。加入油搓揉至表面光滑即為皮。

③將麵糰切割成一個 20 克，一共 25 個。豆沙也均分成 25 份。

④將皮捍圓包，入適量豆沙餡包緊後搓圓，放入油鍋炸 5～7 分鐘，浮上來即可。

鮮蝦菠菜餃子

食材

餃皮：澄粉 300 克，生粉 75 克，澄粉質地好的就不用加生粉，鹽 1/3 小匙，油 11 克。

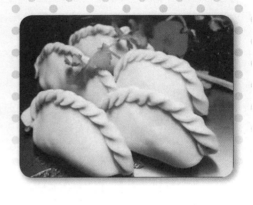

餡料：蝦仁（去殼），帶肥豬絞肉，香菇（切碎），菠菜（切碎）。

調味料（雞蛋一顆，鹽，糖，生粉，雞粉）攪拌均勻。

做法

①澄粉加入鹽拌勻，緩緩倒入正滾沸的熱水，並以木匙或筷子攪拌，加蓋或濕布靜置 5 分鐘至稍涼。

②剁碎菠菜葉，混在澄粉中；然後用手揉勻成糰；加入油，拌揉均勻成表面光滑的糰狀。

③擀好的餃子皮放上餡料，包緊收口、摺邊。

④蒸籠裡先放一片胡蘿蔔墊著，然後排入蝦餃（間隔排列，以免蒸熟後，餃子皮互相沾黏）。水滾之後，上籠以大火蒸約 12 分鐘即可。

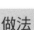

小提醒

還可以剁碎菠菜為餡，加上蝦仁等做成餃子，同樣滋味綿長，口感細
膩。

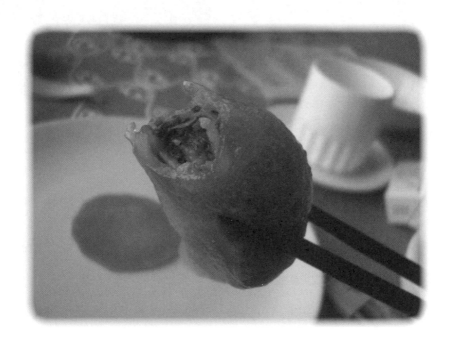

菠菜豆腐小火鍋

食材

白菜、胡蘿蔔、菠菜、香菜各適量;豆腐,絞肉,雞蛋,適量澱粉。

調料

胡椒粉、鹽、五香粉、香油、醬油適量。

做法

①將白菜、胡蘿蔔絲、菠菜、香
  菜,放入滾水中汆燙一下,撈
  起過冷水,備用。

②白菜葉切去較厚硬的梗部,表
  面抹上一點點鹽,再將菠菜放
  入。

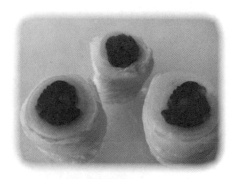

③以相同的手法捲上胡蘿蔔絲。
  也可以把菠菜及胡蘿蔔絲一起
  捲。

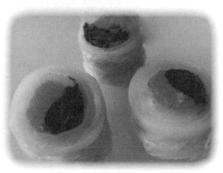

④豆腐做法:絞肉加上胡椒粉、

五香粉、香油、醬油、鹽、蛋攪拌至起膠有黏性。（如果肉的量較少，則蛋只用半顆，否則肉餡會太濕）

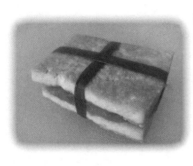

⑤豆腐切小塊並用油煎至金黃色，也可以裹一層蛋液來煎。

⑥取兩塊豆腐、一根燙軟的香菜，豆腐抹上少許澱粉，放一點點肉餡在豆腐上。

⑦將兩片豆腐夾起來並用香菜綁起來。

⑧最後放入自己喜愛的火鍋料，煮成火鍋即可。

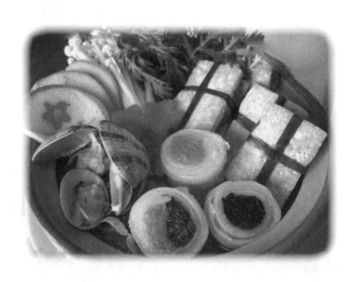

絲路明珠

食材

菠菜，哈密瓜。

做法

①將菠菜洗淨，用開水稍燙，用扒燒法將整棵菠菜燒至成熟呈現鮮味。

②將幾種哈密瓜切開，去掉籽，用小匙將瓜瓤挖成直徑約 3 公分的圓球。

③用菜葉襯底，將燒好的菠菜拼入大魚盤中，中間留空隙；將哈密瓜放在扒燒好的菠菜中間，一般放入 20 個小哈密瓜球為宜，裝好即可。

特點

菠菜味鮮，哈密瓜香甜，

風味獨特。

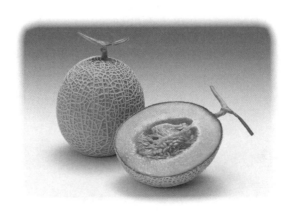

鍋塌菠菜

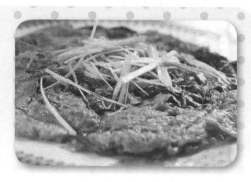

食材

菠菜 200 克，雞蛋黃 25 克，香菇 25 克，火腿 25 克。

調料

澱粉 50 克，精鹽 5 克，蔥 15 克，薑 10 克，清湯 150 克，花生油 50 克。

做法

①將菠菜削去根部，去掉老皮及前梢，齊刀切成長 6 公分的段，入開水中略焯，迅速撈出。

②將雞蛋黃放入湯盤中打散，再放入濕澱粉、精鹽攪勻成蛋黃糊。

③將菠菜整齊地放入盤內，使其沾滿蛋黃糊，香菇與火腿均切成細絲。

④炒鍋放花生油燒至四分熱（約 100℃），放入蔥絲薑絲稍炸。然後齊地推入沾滿蛋黃糊的菠菜。用微火塌煎，至金黃色時翻面。塌煎兩面至金黃色，再放入清湯、精鹽，加蓋塌煎 1 分鐘，待湯汁將盡時起鍋。撒上火腿、冬菇絲即成。

特點

色澤金黃，香鮮脆嫩，引人食慾。

菠菜花生蓉湯圓

食材

新鮮菠菜 500 克（也可按人數計量），糯米粉 2500 克，熟麵粉 150 克。

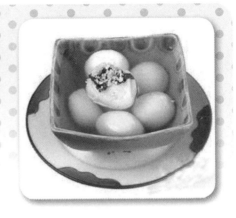

調料

白糖 750 克，花生仁 50 克，柳丁汁少許。

做法

①將熟麵粉 100 克、白糖 500 克及花生仁拌勻。將菠菜在沸水中焯一下，撈出瀝乾水，冷卻後切碎放入白糖等餡中。用 50 克熟麵粉打成的漿糊倒入，搓成餡，切成玉米粒大的小方丁。

②在籮筐內放些糯米粉，將浸過水的餡塊放入滾動，滾成大小適中的湯圓。

③水煮沸時，倒入湯圓，湯圓浮上水面後，再加白糖和柳丁汁，待白糖溶化後盛入碗內。

特點

有淡淡菜香，甜淡適宜。

功效

潤腸，有利於調節大魚大肉後，對食物產生的煩膩心理。

菠菜煎餅

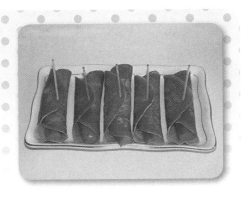

食材

菠菜 100 克，水 1/4 杯，蛋 1 顆，

泥腸適量。

調料

低筋麵粉 100 克，發粉 1/2 小勺，鹽少許。

做法

①菠菜切碎加水放入攪拌機中攪拌倒出。

②將菠菜汁倒入麵粉中，同時加入發粉和鹽。加入雞蛋打成稀糊。

③煎鍋燒熱，倒上兩勺稀糊，用鏟子攤薄。一面煎久一點，一面稍煎
　即可。

④煎鍋放少許油，將泥腸略煎一下。

⑤將泥腸從中間切成兩半，煎餅稍煎的一面朝外，煎得久、顏色比較
　深的一面朝裡，將泥腸捲起來，用牙籤固定。

小知識：

菠菜中的葉黃素可以增強皮膚的抗氧化能力，延緩皮膚衰老。但你知道嗎？

除食用外，將菠菜打碎後，還可以直接敷在皮膚上，和食用有著同樣的功效。

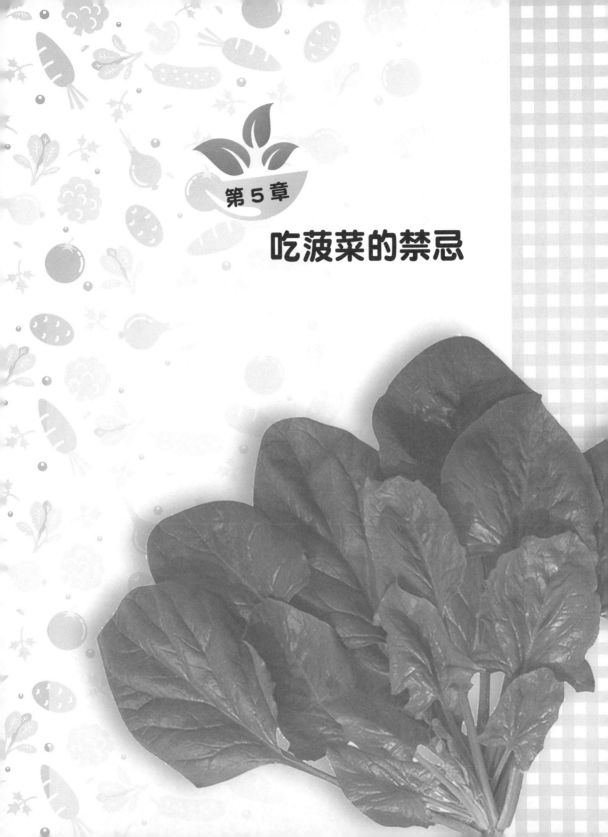

第 5 章

吃菠菜的禁忌

　　一棵小小的菠菜，看似不起眼，但它從內質到外在都散發著健康與營養的光芒，給食用者帶來了意想不到的好處。做為一種口感好、營養豐富的綠葉菜，菠菜自身所含的蛋白質、礦物質等都是相當豐富的。鐵的含量雖不算很高（2.9毫克/100克），但由於富含維生素 C，卻極大地促進了人體對鐵的吸收。所以無論用菠菜做湯、做粥，還是涼拌，都能達到營養的目的，並能被人體很好地吸收。然而菠菜與其他物質的搭配又富含學問，它的營養價值並非和任何物質搭配都能凸顯出來，有些搭配甚至還會有著相反的作用，這就需要飲食者的仔細推敲和研究。

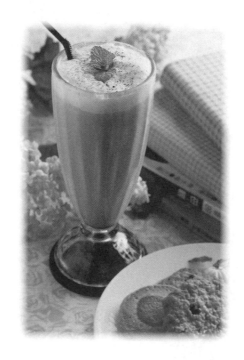

第一節

蔬菜間搭配的相剋現象

　　食物進入人體後，由於消化液和酶的作用，會發生複雜的化學變化，然而在吸收代謝過程中，各種成分又是相互聯繫、彼此制約的，其相互作用有下面幾種形式：

　　1. 轉化形式──一種營養物質轉化為另一種營養物質。

　　2. 協同作用──一種營養物質促進另一種營養物質，在體內的吸收或存留，從而減少另一種營養物質的需要量，有益於身體健康的協同形式。如維生素 A 促進蛋白質合成，維生素 C 促進鐵的吸收，維生素和微量元素硒，都能保護體內易氧化物質等，如含維生素 C 的食物與含鐵多的食物同食同炒，則更利於吸收。

　　3. 阻礙作用──在吸收代謝過程中，如果兩種營養物質間的數量

比例不當，那麼就會產生一方阻礙另一方吸收或存留的拮抗作用，如鈣與磷、鈣與鋅、纖維素與鋅、鈣與草酸，草酸與鐵等。

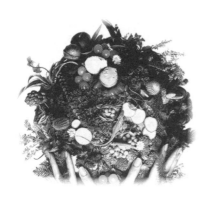

食物間的相互阻礙作用，也叫食物相剋，是指食物之間（包括各種營養素、化學成分）存在著相互拮抗、相互制約的關係。如果搭配不當，容易引起中毒反應。這種反應大多呈慢性過程，往往在人體的消化吸收和代謝過程中，降低營養物質的生物利用率，從而導致營養缺乏，代謝失常，產生疾病。

磷鈣相剋：比如牛奶與瘦肉不適合同食，因為牛奶裡含有大量的鈣，而瘦肉裡則含磷，這兩種營養素不能同時吸收。

纖維素與鋅相剋：牡蠣等海生軟體動物都是富含鋅的食物，不能與高纖維食品，比如蠶豆、玉米製品或全麥麵包等同吃，因為二者同吃能使鋅的吸收減少 65% ～ 100%。

纖維素、草酸與鐵相剋：纖維素與草酸均會影響人體對一些食物中鐵的吸收，比如動物肝類、黃豆中均含有豐富的鐵質，皆不能與含

纖維素多的芹菜、蘿蔔、番薯同吃，也不宜與含草酸多的蕹菜、莧菜、菠菜多吃。

此外，在人體必需的微量礦物質中，也有許多拮抗現象存在。它們往往透過含有互相拮抗元素的食物的吸收與代謝，造成這些礦物質的積蓄或缺乏，如鋅與鉬、鋅與鐵、鋅與鈣、銅與鉬等，它們的含量在人體中都有一定的比值，一旦比值變化，對應礦物質的過量和不足，都會對人體造成一定的影響。

因此，把握好食物相剋的研究，掌握食物之間存在著的各種制約關係，能夠保持人體吸收足夠的營養，便於人們在膳食安排中合理配餐，趨利避害，防止食物中毒，提高食物營養素在人體內的生物利用率。

而對營養豐富、花樣百出的菠菜來說，它也並非一味的軟性子，如果碰上了合不來的食物，也是會發生變化的。下面就列出不可和菠菜搭配的食物，以方便查對：

一、菠菜和黃豆

黃豆味甘，性平、無毒，有止痛、除胃熱、消腫、殺毒之功效，

其富含有抑制癌細胞的異黃酮，是抑癌的最佳天然物質，同時還可以防止骨質疏鬆症、減輕婦女更年期及降低冠心病的發病率。

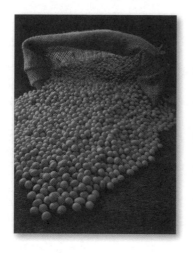

然而，菠菜和黃豆雖然同屬於健康營養的食品，卻不能同時食用，因為菠菜中含有大量的草酸，而黃豆中則含有豐富的鈣質，如果同時食用，則會形成草酸鈣沉澱，影響消化與吸收，尤其是痛風病人，千萬不可食用。

二、菠菜和黃瓜

《本草綱目》中記載，黃瓜有清熱、解渴、利水、消腫之功效。黃瓜是一味可以美容的瓜菜，被稱為「廚房裡的美容劑」，經常食用或貼在皮膚上可有效抵抗皮膚老化，減少皺紋產生，並可防止唇炎、

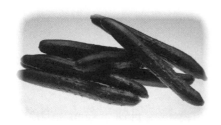

口角炎。黃瓜還有降血糖的作用，對糖尿病病人來說是最好的亦蔬亦果食物。黃瓜中的苦味素有抗癌作用。

但黃瓜也不能與菠菜同吃，因為菠菜中所含的維生素，會被黃瓜中的維生素分解酶破壞掉，使營養降低。

三、菠菜和韭菜

韭菜營養豐富，含有蛋白質、醣類、脂肪、維生素、礦物質及硫化物等，不僅味道甘美，更是治病良藥。《本草綱目》就曾記載：「韭菜有補肝、腎，暖腰膝，壯陽固精之效。」《圖經本草》也稱韭菜曰：「菜中此物最溫而益人，宜常食之。」

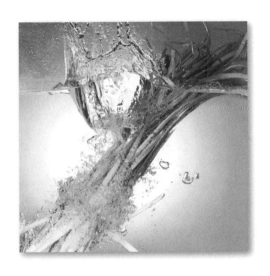

韭菜全身可入藥。韭籽能「補腎肝，暖腰膝，治陽痿、淋濁、帶下」等，韭黃可療「胸痺、食積腹痛、吐血、跌打損傷、頑癬」等。韭葉（多搗碎汁用）治「噎膈、反胃、痢疾、尿血、痔漏、消渴」等。但菠菜和韭菜同食有滑腸作用，易引起腹瀉。

小知識：

菠菜電影（spinach cinema）：指那種乍看起來沒有宏大的場面、眩目的特技，但卻能夠給人留下深思，感動觀眾，帶有教育意義的電影。就好像菠菜雖然在很多人眼裡不夠美味，但卻營養豐富，對人身心有益。

扭轉不當搭配的妙招

從營養方面分析，菠菜含有胡蘿蔔素、葉酸、葉黃素、鈣、鐵、維生素 B_1、B_2、C 等營養成分，其中以胡蘿蔔素、葉酸、維生素 B_1、B_2、鈣的含量較高。

同時，菠菜又含有大量的草酸，這是一種腐蝕性很強的物質，遇熱時，甚至能腐蝕金屬；大量積澱於人體時，會對人體產生傷害，所以一定要防止菠菜中的草酸對身體健康造成的損害。

由於草酸鉀易溶於水，所以直接用水煮菠菜湯喝很危險。而菠菜用油炒後，草酸鉀少有機會溶解於菜湯時，大部分隨著菠菜吃進肚裡，故常吃油炒菠菜的人，得草酸慢性中毒的機會較大。

但是，如果將菠菜水煮後，倒掉湯，再涼拌著吃，或者選擇吃菠菜後多喝些水，都可減少草酸鈣結合的機會，既安全又健康，可見食

物的搭配禁忌並不可怕，只要懂得合理搭配，採用適當方法，就可以避免受害，獲得更多營養。

菠菜與豆腐的合理搭配

無論是菠菜豆腐湯、菠菜炒豆腐、菠菜燉豆腐，應該說是民間的

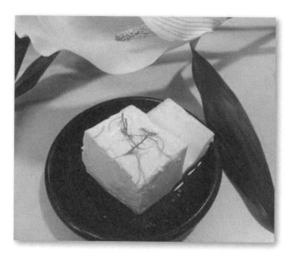

傳統家常湯菜，以其清淡爽口而一直深得人們喜愛。但目前有些學者卻認為菠菜與豆腐不能一起吃，因為菠菜中含有較多草酸，易與豆腐中的鈣結合形成不溶性鈣鹽，不能為人體吸收。雖以往的配置和食用中，並未出現因鈣質缺失導致的病症問題，但其實想要防止這種可能性的產生，採用一種合理的方法進行烹飪就可以了。

【營養分析】

豆腐高營養、高無機鹽、低脂肪、低熱量，其豐富的蛋白質有利

於增強體質和增加飽足感，非常適合素食者和單純性肥胖者食用；豆腐還可降低人體血液中鉛的濃度；其中含有大量的雌性激素，也可幫助女性翹臀並克服更年期症狀。

營養學上，食物蛋白質營養價值的高低，取決於組成蛋白質的胺基酸種類、數量與相互間的比例。而豆腐的蛋白質含量雖高，但其中蛋氨酸（人體必需胺基酸之一）含量偏低，所以它的營養價值大為降低，但只需將其他富含蛋氨酸的動植物食品與豆腐一起烹調，就可揚長避短，如在豆腐中加入各類肉末，或用雞蛋裹豆腐煎炸。

菠菜雖被稱為「蔬菜之王」，與很多物質搭配成湯、成菜都能收到營養保健的效果，而且菠菜含有豐富的鈣、鐵、銅、維生素、蛋白質等，能抑制一些早期病症的發病率，且對廣大女性有健身美顏的功效，應該說菠菜的這些優勢跟豆腐的優勢搭配在一起，營養價值無物能敵。

但菠菜裡含有很多草酸（每 100 克菠菜中約含 300 毫克草酸），上文也提到了它與鈣質結合後的危害性，基於此，我們該如何解決呢？

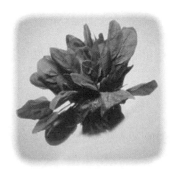

其實很簡單，只要懂得簡單的菠菜藥理，很多問題都能迎刃而解。

【正確搭配】

鈣和草酸的比例為 1：2 時，最易形成結石。若透過食物搭配，破壞這個比例，則可以防止結石。

改進烹調方法，就是讓兩者發揮各自養分，並為人體很好利用的有效途徑。如將菠菜先在沸水中焯一下，使部分草酸先溶於水，濾去水後再與豆腐炒食，這樣不僅可以增加營養效果，還能使菜色更加鮮嫩。

另外，菠菜和豆腐搭配食用後，可以盡可能地多吃一些鹼性食物，如海帶、蔬菜、水果等，促進草酸鹽溶解排出，防止結石的形成。此外，多喝水也有助於草酸鈣的溶解。

總之，只要懂得正確的飲食之道，有預防心理，任何疾病都能夠被抑制。畢竟食物是生命之源，正確的飲食勝過任何良藥。

小知識：

用煮菠菜的水洗黑色毛織物，可以使其顏色更黑。

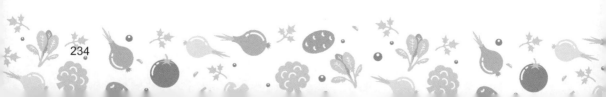

後序

　　做為蔬菜之王，菠菜所擁有的優勢是其他蔬菜難以比擬的，它帶給人類的營養價值和醫療價值也非一本書所能涵蓋，都還需要渴望擁有健康的人們進一步去學習和推敲。以下是筆者在撰寫本書時，採訪的各年齡層的人們對菠菜的認識和看法，拿出來和大家一起分享。

　　我不是很喜歡菠菜的味道，但還是強迫自己吃，因為菠菜的營養是別的蔬菜沒有的。

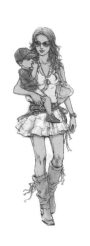

　　我一般都是炒著吃，還有就是放在湯裡，可以做點綴，既營養又好看，讓人有食慾，有的時候還會葉子和莖分開吃。懷孕期間我一直有持續吃菠菜，因為聽專家說菠菜所含的葉酸多，孕婦吃了可避免畸胎。也聽人說，吃菠菜對小孩、老人都很好。

Kiki　30歲　一歲寶寶媽媽

　　我喜歡吃菠菜，但對菠菜的具體營養價值不是很清楚，我只知道

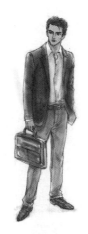

菠菜含有豐富的鐵，對人體補鐵有很大的作用。

我喜歡涼拌菠菜，單獨或與冬粉和到一起，綠白分明，看起來很美味。

大磊　24歲　公司職員

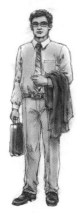

我還滿喜歡吃菠菜的，最愛吃的就是菠菜拌冬粉。喜歡它是因為，它在我幼小的心靈中留有特別的情懷。小時候在農村的酒席上，菠菜冬粉是一道高級菜餚，因而被很多小孩所青睞。我也不例外，經常為了多吃些菠菜冬粉，與鄰居、親戚的小孩發生爭執。現在我的太太懷孕了，藉著這個機會，我經常做涼拌菠菜冬粉給她吃，不僅懷念曾經的那段記憶，而且知道菠菜補鐵，孕婦吃了有好處！

王赫　35歲　企業工程師

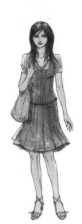

喜歡吃菠菜，因為它是天然綠色植物，多吃不僅營養而且不增肥。並且它含有大量維生素，還能治便祕，所以我們家飯桌上總能見到菠菜的影子，比如涼拌或清炒。煮麵條的時候也會適量的放一些。

Angel　25歲　網站編輯

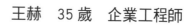